歯のゆがみをとれば95%病気にならない

かみ合わせで体温が上がり、免疫力が高まる

村津和正

GENTOSHA

まえがき

２０１１年3月18日。死者・行方不明者が2万８０００人を超えた東日本大震災の発生から一週間後、かつての被災経験をもつ神戸市は被災者にあるものを大量に届けました。それは、なんと「ハブラシ」です。

１９９５年、阪神淡路大震災の被災者は、避難所生活で満足にハミガキができませんでした。口のなかを清潔に保てなかったことで、なにが起こったか。細菌が肺に入ることによって誤嚥《ごえん》性肺炎にかかり、２２３人が亡くなったのです。これは、震災関連死のなかでは最多の24％を占めます。この経験を活かした、震災関連死を防ぐための支援がハブラシだったのです。

東日本大震災の被災地に届けられたハブラシは1万１０００本。同時に、ポスターによるハミガキの啓発も徹底的に行なわれました。口腔ケアが、被災地の多くの命を守ったのです。

日本の歯科医院の数が、コンビニエンスストアよりも多く、医師過剰が問題になっているのはご存じでしょうか？

被災地の例でもわかるように、歯は命に直結しています。歯科が多いのは、よいことのように思われるかもしれません。ところが、日本は世界でも有数の虫歯大国でもあるのです。なぜ、このようなことが起こるのでしょうか。

それは、「虫歯を防ぐ」のではなく、「虫歯になったら治す」という場当たり的な治療をしていること、そして歯科医療に出来高払い型の保険医療が適用されることが、虫歯を未然に防ごうとする意識を低下させ、虫歯を増やす温床になっているためです。

その結果、医療費を増大させる一因にもなっています。

そして、もっとも危惧すべき問題は、まちがった歯の治療によって、体が本来もっている自然治癒力や免疫力が発揮できずに、あらゆる病気を引き起こす原因となっていることです。


私はこれまでに、歯科医として7000を超える症例を見てきました。

私が行なっている歯科治療は、「歯は臓器だった」という医学の盲点の気づきから生まれ、歯臓《しぞう》治療と名づけています。歯を治すことで人間本来の自然治癒力や免疫力を高め、それによって全身の健康が呼び起こされ、病気が追い出されるのです。

歯を治すことで免疫力が高まるなどという話は、聞いたことがない人がほとんどでしょう。無理もありません。これまでの常識では、歯は食べ物をかむためだけに存在する、と考えられてきたからです。


「歯を1本や2本抜いたって、なんの問題もない」

「虫歯になったら、削って詰めればいい」


こう考える人がほとんどでしょう。

しかし、近年の研究で、歯を悪くするということは、あらゆる病気の元凶となること、そして、食べ物をかむときに分泌《ぶんぴつ》される唾液《だえき》は、どんな薬よりも強力な免疫物質であり、初期の虫歯を治す力もある、ということがわかってきたのです。

私のクリニックに来院する患者さんの症状はさまざまです。アトピー性皮膚炎や花粉症といったアレルギー性疾患。「ストレス」のひと言で片づけられてしまいがちな自律神経失調症やメニエール病、円形脱毛症、うつ病。難病といわれているパーキンソン病や膠原《こうげん》病、潰瘍《かいよう》性大腸炎。多くの現代人が慢性的に抱えている肩コリや腰痛、頭痛、冷え症、慢性疲労症候群。一般的には「老化」と見なされている老眼や難聴、股《こ》関節《かんせつ》症や膝《しつ》関節症、更年期障害の症状など、多岐にわたります。

一般の歯科医療は、虫歯になった歯を削り、銀歯をかぶせて終わりです。一見きれいに仕上がって、なんの問題もないように思うかもしれません。しかし、不完全な治療によって歯のかみ合わせが狂い、体のバランスまでもがおかしくなってしまうことがじつに多いのです。これが原因で、人間本来の免疫力が弱まり、病気を引き起こすことにもつながるのです。

これらの問題は、私たちが歯に関してまちがった常識をもっていることが原因で起こります。

多くの方に歯の本当の力を知ってもらうために、またそれによって社会全体がよりよい方向へ向かっていくことを願って、私は本書をまとめました。本書を読んで歯の大切さを知り、すばらしい人生を手にいれる方が少しでも増えてくれれば、それは私にとってこのうえない幸せです。

また、先の国難は「世界を変える日」といわれています。本書が医学・歯学の分野においても、そのあり方を大転換させる分岐の一冊となることを衷心より祈ります。

歯のゆがみをとれば95％病気にならない　目次

まえがき～3

第1章　体の不調は歯が原因だった！

「奇跡のようです」歯を治してリューマチがよくなった患者～14
総入れ歯なのに元気なお年寄りとの出会い～17
歯科医としての岐路だった「いきいき老人健康度調査」～19
「寝たきり」か「いきいき」かは歯で決まる～21
歯は体の臓器のひとつ～24
7000以上の症例からわかってきた歯の役割～26
病気の多くは歯が原因だった!?～28
「精神的ストレス」は医者の逃げ道～30
かみ合わせの治療で腎炎が改善～33

第2章 歯科医療の方向をまちがえた日本

歯科医が増え、虫歯が減らない奇妙な現実 〜38
「削って詰めて報酬」のシステムが体をむしばむ 〜41
あなたの銀歯、体質に合っていますか? 〜43
スウェーデンでは使えない「危険な銀歯」 〜46
銀歯が子どものアレルギーの原因になる 〜49
母親は高い意識をもたなければいけない 〜52
歯に詰める金属はなにがいいのか 〜54
「良い歯医者」の見抜き方 〜55

第3章 脳と歯はつながっている

「歯」がないことは「死」につながる 〜60
かむ刺激が自律神経を活性化させていた 〜61
なぜ宇宙食はペースト状から固形物になったのか 〜63

歯がある お年寄りには艶がある 64
歯からはじまるうつ病とは 67
7年闘ったうつ病が5ヵ月の歯科治療で改善 69
見た目だけの矯正で人生が台なしに 73
かみ合わせ無視の歯列矯正による副作用 78
合わない入れ歯が認知症を進行させる 81
インプラントにはとくに「歯中枢説」が重要 84
歯と記憶力の関係 86

第4章 免疫力は歯が命

人はなぜ虫歯になるのか 90
虫歯はコレラやペストと同じ「感染症」 93
歯槽膿漏は「歯が菌から逃げる病気」 95
歯を抜くごとに免疫力が弱くなる 96
安易な歯科治療が低体温を招き、免疫力を弱める 98

血圧は歯が決めていた 100
「電磁波」への抵抗力は歯が決め手になる 102
「アトピー」「花粉症」はお粗末な治療から起こる!? 108
疲れやすくなったら歯の異常を疑う 109
歯は第二の腎臓 112
かみ合わせと放射能汚染 114

第5章 毒になるハミガキ、薬になるハミガキ

ハミガキにハミガキ粉はいらない 118
「合成界面活性剤」が歯の健康を邪魔する 121
「唾液みがき」が一番いい 123
ハミガキを楽しむことが大切 125
まちがったみがき方が虫歯・歯周病の原因になる 132
一日1回でOK! 「ながらみがき」のすすめ 136
ハミガキが「快感」に変わる 137

ハブラシのマッサージ効果が脳を刺激する 〜139
自宅でできるデンタルケア 〜142

※第6章 歯の「底力」で元気になれる

歯のストレス度診断リスト 〜148
かみ合わせのチェックができる「Oリング」 〜150
歯をゆがませるNG習慣 〜152
うつ伏せで寝るとあごがぐにゃぐにゃになる 〜154
東洋医学では「ツボ」にあたる歯 〜158
歯の高さで姿勢が変わる 〜163
治療後は「睡眠の質」も「朝の寝起き」も変わる 〜167
しっかりかんで食べるだけで肥満が解消 〜171
脚の長さがそろったことで3キロ走れるようになった 〜172
ガムの「かみ方」で効果が変わる 〜176
血糖値を低くする食べ方とは 〜178

生殖機能の衰えが改善　181
歯の治療でつわりが楽になる　182
声を出して力をいれる選手はかみ合わせが悪い!?　186
歯を治したらゴルフがうまくなった　187
歯が人間の活力を生み出す　191

終章――長めのあとがきに代えて

「誠」の医療が世の中を明るくする　194
誤った治療でどん底に落ちた　195
万病はまず、歯を疑え　199
正しい歯科治療で明るい未来がつくれる　201
3・11で世界が変わりはじめている　203
全身と歯を分離して医療を行なってはいけない　206
医学の盲点の犠牲者　208
孫の代によい社会を残すために　211

装丁　多田和博
カバーフォト　amanaimages
本文イラスト　小野寺美恵
本文デザイン＋DTP　美創
編集協力　武田淳平
構成　中西未紀

第1章

体の不調は歯が原因だった!

❋「奇跡のようです」歯を治してリューマチがよくなった患者

ある朝、「奇跡のようです」というタイトルのメールが私のもとに届きました。差出人は、50代の女性患者の矢田さん（仮名）です。矢田さんは2日前に沖縄から来院された、重度の関節リューマチの患者さんです。

「おはようございます。今朝起きたとき、今までと違う、まるで生まれ変わったような自分の体に驚きました。痛みが軽くなっているのです。体が安定して家事が楽にできるようになりました。本当に奇跡が起きたみたいです。先生、そしてスタッフの皆様、本当にありがとうございました」

短いメールですが、彼女のよろこびが手にとるようにわかります。この方は10年以上前に関節リューマチを発症したそうです。その後は全身に痛みが走り、歩くのもおぼつかなく、指には全く力が入りませんでした。

それがかみ合わせを正したことで、指にしっかり力が入るようになり、それまでご主人がしていた朝食の支度を、自分で台所に立ち、できるようになったのです。

リューマチは膠原病のひとつですが、「歯は中枢の臓器」とした新しい概念で治療を行なうと、リューマチを含め膠原病が軽快していくのです。いまでは、これらの難病は従来の誤った歯科医学が原因なのではないかと私は考えています。歯科治療が病気を作っていたのです。矢田さんの口のなかにもたくさんの治療痕があります。

書き出しから、読者の方々の常識からすると「えっ！」とおどろかれる内容でしょうが、これが真実です。

また、愛知県から来院された43歳の女性、山部さん（仮名）からも、このような治療後の感想をいただきました。

「昨年の夏、近くの歯医者で虫歯治療をしました。治療後2～3ヵ月すると右あごの痛み、全身の強いかゆみが出現しました。村津先生の事を教えていただき、すぐに予約をとりました。他にも肩コリ、坐骨神経痛、ストレスがかかると動悸・不整脈など、症状は重くないですが、色々ありました。それらも全て『歯からきている』と断言され、かみ合わせ治療を受け、金属をはずしてゆく度に、楽になってゆきました。はずした金属は腐食し、かくれていた歯が緑色になっており、かなり粗悪な材料を使っていたようです」

ヒト一人の命は重い。一人でも二人でもこうして健康のよろこびを取り戻していただくと、「ああ、頑張ってきてよかった。歯をくいしばって、歯の真実を明らかにするために、みんなで力を合わせて来てよかった」としみじみ思います。

もし本書で伝えようとする「歯中枢説」が常識として知れ渡っていれば、彼女たちはそもそも坐骨神経痛や不整脈にも、そしてリューマチにもなっていなかったと思うと、一日も早く、歯の真実が遍《あまね》くいきわたり、常識とならなければならないと感じます。

私がみなさんにお伝えしたい「歯中枢説」という概念は、突然思いついたものではありません。ある偶然の出会いが重なり、まるで導かれるようにたどり着いたものなのです。

※総入れ歯なのに元気なお年寄りとの出会い

歯は、人間にとって本当に大切なものなのだろうか……？　そんな疑問をもったのは、私が九州大学歯学部附属病院の予防歯科で、文部教官助手（当時）として働きはじめた頃のことでした。

九州大学歯学部、同大学院を卒業して、文部教官助手になる前、私はアメリカのテキサス大学生命医学研究所で2年間、「潜在的疾病《しっぺい》状態」について学んでいました。聞きなれない言葉かと思いますが、これは、「一見健康そうに見えることが、必ずしも真の健康状態を意味するものではない」ということを研究するものです。

この経験から、私は歯の病気について、いままで疑問に思わなかったことを新しい視点から考えられるようになっていました。

そして、日本に帰国してある方に会ったことが、私に迷いを生んだのです。留学前にお世話になった英会話の先生のところへ、帰国の報告とお礼の挨拶にうかがったときのことでした。

先生のお宅には70歳を超えるお母様がいらっしゃったのですが、とても元気で、いきいきとしていました。ところが彼女には歯が1本もなく、総入れ歯だというのです。「先生、なんでもかめますばい」といって笑うお母様は、たしかに顔色がよく、健康そうに見えます。いままで健康科学者として、また予防歯科医師としてハミガキなどを指導し、歯を残すことがなによりも大切だと信じてきた私は、雷に打たれたようなショックを受けました。

思い起こせば私の祖母も、総入れ歯でした。それまで私は、なんの疑いもなく歯の大切さを説いてきました。しかし、それは科学的なデータを取って、歯の必要性を証明していたわけではなかったのです。

「歯」がなくても、入れ歯を使って食べ物さえ食べられれば、健康にはなんの問題もないのか？――あまりに単純な疑問のようですが、考えてみると、歯科医師にとっては永遠のテーマともいえるものでした。

健康科学的には歯は単に咀嚼《そしやく》器官の一部でしかなく、歯がなくなっても咀嚼機能が低下するだけで、健康や体のメカニズムには大した影響がないとされています。しかし私は、歯は咀嚼機能だけのためにあるのではなく、健康にとって本当は必要なもので、なんらかの生体メカニズムへの関わりがあり、総入れ歯のお年寄りは一見健康そうなだけで、心身にじつは疾病状態が隠されていて、生命機能が低下している、と信じていたのですが、目の前のお年寄りにその考えは当てはまりませんでした。

歯科医としての岐路だった「いきいき老人健康度調査」

悩む私に、それを確かめるチャンスがやってきたのは、偶然の出会いがきっかけでした。大学時代の空手部の後輩に誘われて、何気なく行った気功の講習会。その帰り、仲間たちと食事をした席で、九州大学健康科学センターの助教授（当時）と話をする機会があったのです。

その先生は内科の医師でもあり、当時、健康科学センターと福岡県春日市が共同で研究を進めようとしていた「いきいき老人健康度調査」というプロジェクトのリーダーを務めていました。

聞くとそのプロジェクトは、元気にいきいきと暮らしているお年寄りに学術的な視点から健康の秘訣を学ぶもので、これまでのように血液データや心臓機能データの数値だけで、健康か不健康かを判断する手法とは全く違うものでした。斬新で包括的な視点をもった取り組みだったのです。

そこで「人間の包括的な研究でしたら、もちろん歯も入りますよね。どなたが担当されるのですか？」とたずねたところ、助教授は「え？」と、おどろきの声をあげました。大学に歯学部があるくらいです。人間の包括的な研究というのなら、歯の研究もプロジェクトにいれたほうがいいに違いありません。私の考えを話すと、「たしかにそうですね。それでは先生、やってもらえませんか？」と、思いがけずその場で参加を依頼されたのでした。

じつは、「なんでもかめますばい」という総入れ歯のお母様に会ってから、私は歯の存在意義について調べ続けていました。しかし生理学の教科書をはじめ、どの文献を読んでも、咀嚼という機能以外については全く書かれていなかったのです。その文献もわずかなもので、学問的な系統だったものではありませんでした。

「食べる」ため、「話す」ため、そして「見た目」。歯の役割は、本当にそれだけなのでしょうか？

私は「いきいき老人健康度調査」プロジェクトに参加するにあたって、ある決意をしていました。もし「いきいき老人」に歯があれば、このまま予防歯科を続けよう。しかし、もし歯がないのなら、そのときは予防歯科を捨てよう。よくかめる入れ歯をつくって、歯のケアではなく、ほかの分野で健康維持活動をみんなに広めよう――そう考えていたのです。

「寝たきり」か「いきいき」かは歯で決まる

調査は、春日市内に住む約１８００名のお年寄りを対象に行なわれました。当時の春日市の総人口が８万６２８名だったので、調査としては十分な数といえます。まずはそこから他覚・自覚的にいきいき・はつらつとしている65歳から79歳のお年寄り86名が選ばれました。さらに内科医師が医学的に精密検査を行ない、異常や疾病が疑われる人、また３ヵ月以内に薬を服用した人、計21名が除かれました。

最終的に残ったのは65名です。男性44名、女性21名。平均年齢は71・３歳でした。

では、選ばれた「いきいき老人」の心身の健康状態はどうなのか。どのような考えをもって生活し、どんな生活習慣があるのか。私や内科医師のほか、運動生理学、栄養学、心理学などを専門とする学者、また保健師も交えて、徹底的に調べられました。

私が担当した歯科の分野では、歯の本数、虫歯、歯周ポケット（歯と歯ぐきの境目の溝）などの歯周炎の指標、歯のぐらつき、かみ合わせ、咬合力《こうごう》（かんだときの力）、かんだときの唾液の分泌量とタンパク量などについて、入念に調べました。

結果、「いきいき老人」には、厚生労働省「歯科疾患実態調査報告」による全国平均に比べて約2倍にあたる、13〜14本の歯が残っていました。また、なんらかの疾病があって病院に通っている一般的なお年寄りと比べて、かむ力も非常に強いことがわかったのです。

さらに内科医師が精密検査データをもとに「健康度指数」を算出し、私が咀嚼能力や咬合力データをもとに「よくかめる度合い」を評価して比較すると、よくかめるグループは、かめないグループよりも内科学的な健康度指数が約4割も高いことがわかりました。

健康ではつらつとして人生を楽しんでいるお年寄りと、病気がちで寝たきりになってしまうお年寄りの違いが、じつは「歯」にあったのです。

●いきいき老人は全国平均の2倍歯があった

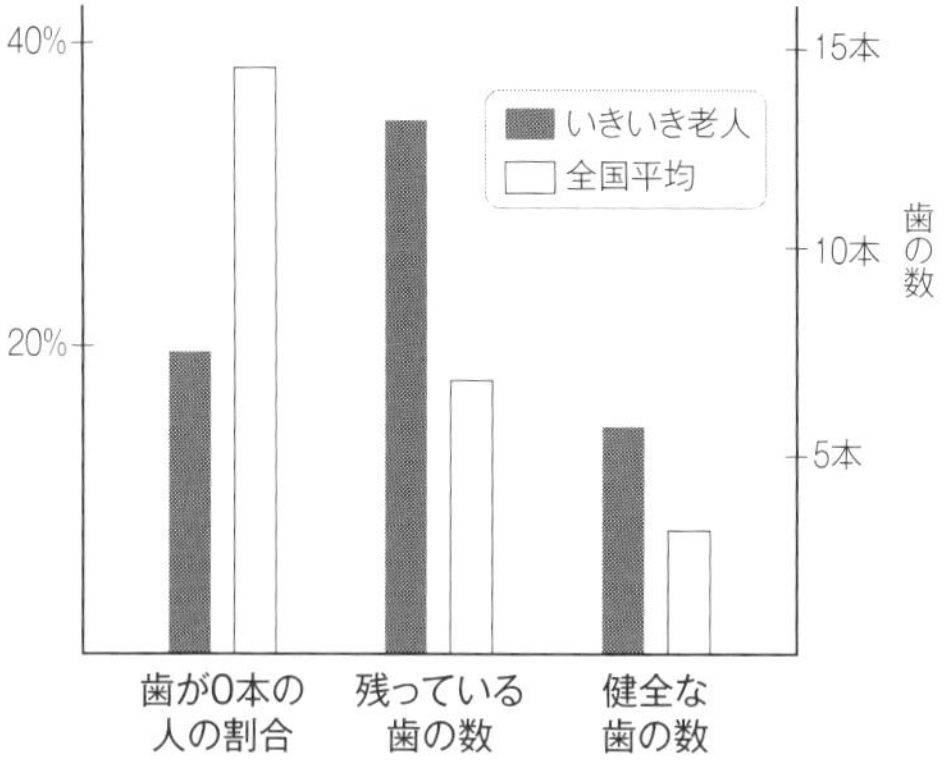

いきいき老人は同年齢の全国平均と比べて、一度も治療していない健全な歯も、残っている歯も2倍以上だった。また、歯が0本の人も半分以下と、歯の健康状態はきわめて優れていた。

●いきいき老人のかむ力は強かった

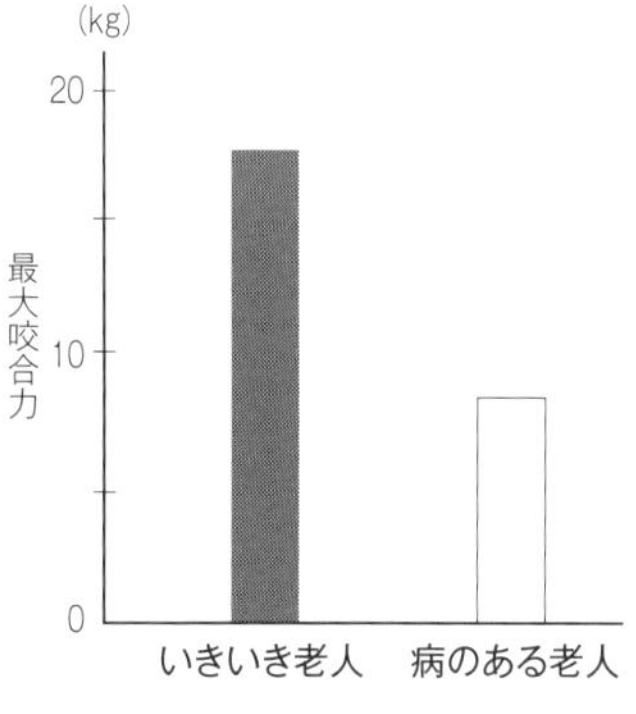

いきいき老人のかむ力は、病のある一般老人と比べて、平均して2倍以上あり、歯の健康状態は質的にもきわめて優れていた。

※ 歯は体の臓器のひとつ

「健康なお年寄りには歯があった」という結果を見て、「歯があるお年寄りは、それだけよく食べて、しっかり栄養を摂《と》っているから健康なのだろう」と解釈する方がいるかもしれません。

しかし話はそう単純なものではありませんでした。「いきいき老人」の食生活を、食物栄養学の専門家が調べたところ、食事の量も質も、一般的なお年寄りとの明確な差が見られないことがわかりました。

歯が残っているからといって、たくさん食べているわけでも、なにか特別に健康にいいものを食べているわけでもなかったのです。

そこで、「なぜ歯があると、いきいきと健康でいられるのか」をさらに追究することにしました。幸い「いきいき老人健康度調査」研究は、内科や精神科、運動生理学、食物栄養学などあらゆる分野を含む学際的な研究プロジェクトだったため、膨大な全身的データがありました。

すると、得られた研究データを従来の「歯は単に食べる道具にすぎない」という「歯末梢説」で説明しようとすると、矛盾し、うまく説明できないのです。ところが「歯は中枢の臓器」という「歯中枢説」でデータを説明すると、すべてつじつまが合うことがわかりました（『歯は臓器だった』ＫＯＳ刊参照）。

「歯は臓器」という、従来の医学ではとても考えられないような新しい歯の存在意義に気がつかされたとき、いまでも鮮明に覚えていますが、暗闇の中のドアが開き、そこから眩《まぶ》しい光があふれ出てきたように感じたのです。

この身命をなげうって、人類が医学の暗闇から救われるならば本望である。そのような想いで大学を辞し、歯に関する外科と内科を融合した、体全体をひとつの単位として歯科治療を行なう「むらつ歯科クリニック」と、診療以外の多角的な視点から歯臓研究や啓発を行なうための「ＫＯＳ九州口腔健康科学センター（現ＫＯＳＭＯＳ国際口腔健康科学センター）」を、平成5年2月に開設しました。

当時、大学勤務で蓄えもなく、親の援助もなく、しかも10歳の長女を筆頭に3人の子どもを抱えての開業です。まさに命がけで前に進むしかないようなチャレンジでした。

しかし、「もし、私がつぶれて歯の真実の追究が潰《つい》えたら人類の未来はない」と確信し、なんの不安もありませんでした。その想いで、これまで歩き続けてきました。

※7000以上の症例からわかってきた歯の役割

これまでに私のクリニックへ来院した方は7000人以上。歯の重要性を調べるために人間で実験をするわけにはいきませんから、その臨床データはとても貴重です。クリニックでさまざまな健康の悩みを抱えた方々と向き合い、歯の治療を進める日々は、おどろきの連続でした。「歯は臓器のひとつ」と信じて行なっていく治療が、たしかに体のあらゆるところにも影響していくのが見てとれるのです。そこには、従来の歯科治療にはない、大きな可能性がありました。

たとえば、当時17歳だった福岡県の男子高校生は、「整形外科に行ったら椎間板《ついかんばん》ヘルニアだと診断された」といって来院しました。もうすぐ高校3年生、机に向かうたびに激痛が走る状態では受験どころではありません。ワラにもすがる思いでクリニックにやってきました。

私は早速、いつもどおり、歯のかみ合わせを治す治療を行ないました。すると、つい先ほどまで痛くてできなかった前屈や、体をひねる運動が、その場でいとも簡単にできてしまったのです。

また、山口県に住む41歳の男性は、ストレスで重度の円形脱毛症になってしまいました。皮膚科に通院してもいっこうに治らず、私のもとに診療に来たのです。彼の治療は2年がかりになりましたが、かみ合わせを治し、体に害となる金属を取り除く治療を行なっていくなかで、変化は起きました。

治療をはじめて1ヵ月たった頃から少しずつ、脱毛したところから毛が生えはじめ、半年過ぎた頃にはすっかり元に戻っていたのです。「いまでは髪のおしゃれができて、あの悪夢だった毎日がウソのようです」とよろこびの声をいただいています。

すでに治療した患者さんからの紹介や、あるいは私の著書を読んで診療に来る患者さんは、それぞれに悩みを抱えています。それらに対して私は、「歯は中枢の臓器」という視点から治療を行ない、歯の真の健康を取り戻させつつ、経過を見てきました。それが、にわかには信じられないほどの大きな効果をもたらしてきたのです。

7000人の治療を経て、いま、私は確信しています。歯は臓器であり、中枢神経系の一部であり、脳と全身の統御において決定的な役割を担っていると。そして、体の健康を維持するために、重要な役割を担っているものであるということを。

❊病気の多くは歯が原因だった!?

もしかすると、「原因不明」として片づけられてしまう現代病の多くが、じつは「歯」に原因があるのかもしれません。現に、多くの病院で診療したにもかかわらず病気の改善が見られず、最後に私のクリニックにたどり着いた方は、その多くが歯の治療によって回復しているのです。

私はクリニックで、いままでほかの医療機関では「治らない」といわれてきた症状が、歯の治療によって改善する奇跡を、何度も目にしてきました。まさに「不治の病」といわれていたような命に関わる症状から、すぐには死にいたらなくても、じわじわと平穏な生活をおびやかしていくものまで、千差万別です。

後者でいえば、たとえば「肩コリ」「腰痛」「頭痛」、または「アトピー」「花粉症」といったアレルギー症状です。

これらは、いまでは国民病といわれるほど、多くの方が抱えていますが、歯の治療

●かみ合わせの治療で脱毛症が改善した例

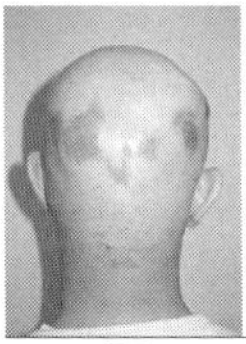

診察時

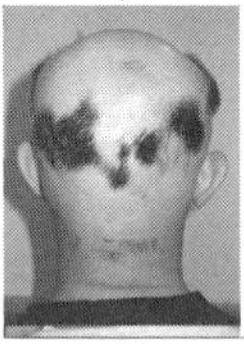

1ヵ月後

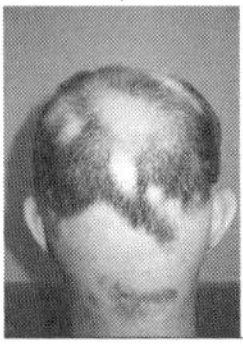

3ヵ月後

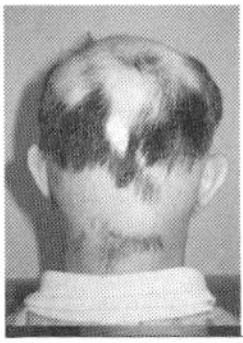

4ヵ月後

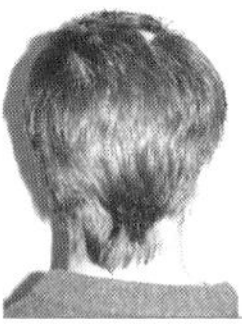

1年後

をすることで改善が見られる代表的な症状です。とくに肩コリや腰痛は、かみ合わせを治してあげるとぴたりとおさまります。一生治らないといわれるアレルギーにしても、かみ合わせや歯の詰め物を改善することで、重度の症状が改善していくのを何度も目の当たりにしてきました。

また、意外かもしれませんが、「難聴」や「視力の低下」などにも、歯が関係していることは多いのです。後述しますが、私は「老化」も、一種の歯臓病、歯が原因による症状だと考えています。

重度な症状の例を挙げるときりがないのですが、ここでいままでにあった症例を少し紹介しておきましょう。

❊「精神的ストレス」は医者の逃げ道

ある20歳の女性は、私が雑誌に寄稿した記事を読んで、自分の体調不良の原因が歯であることを確信し、来院されました。

高校卒業を機に長崎から福岡に来られた方で、健康と体力にはかなり自信があった

●かみ合わせの治療で皮膚炎が改善した例

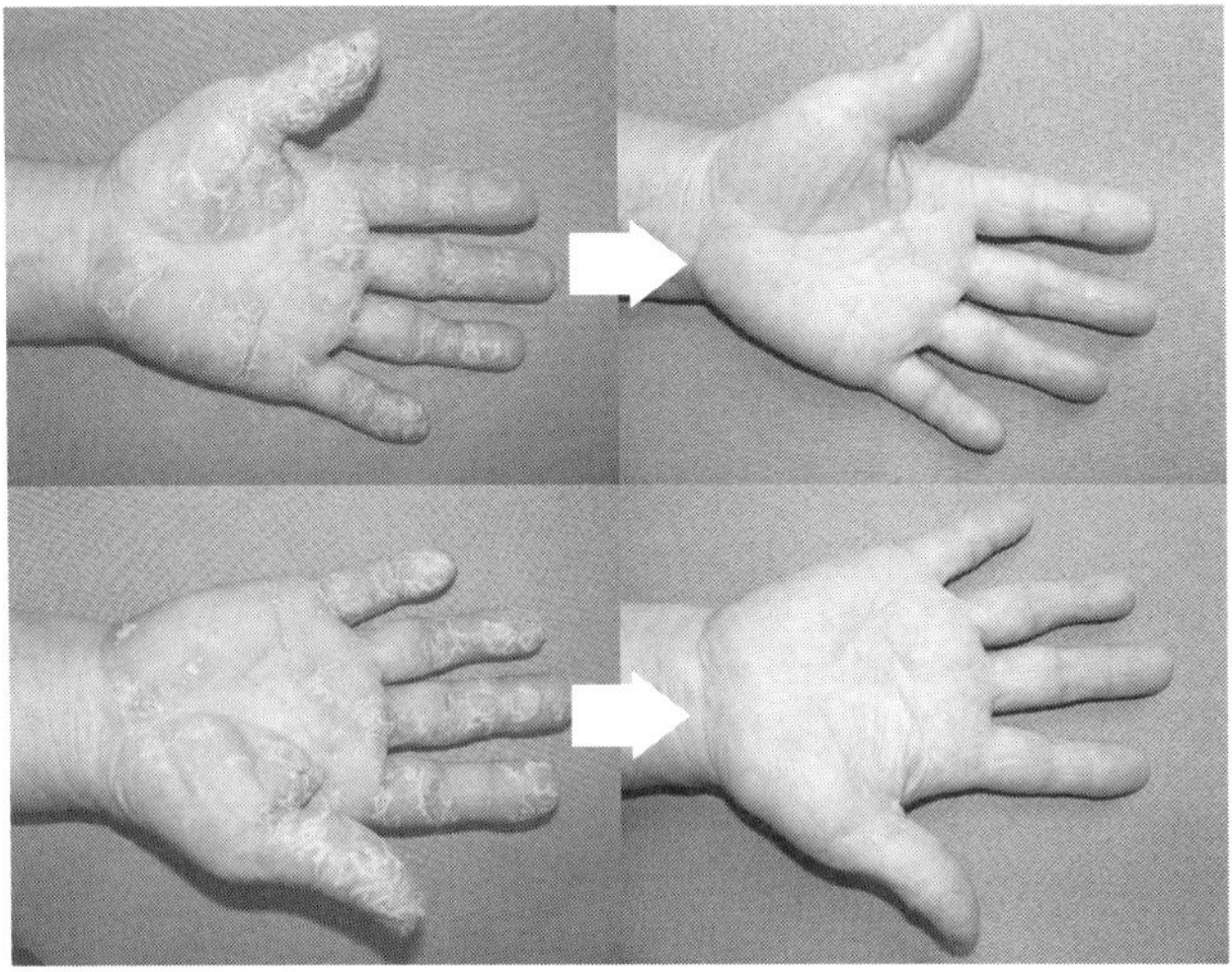

治療前　　治療後

そうですが、福岡に来て4年目、歯痛のために歯科に通院しはじめてから、体調を崩すようになったといいます。はっきりとした原因がわからず、胃腸を調べたり、耳鼻科、内科へ行ったりしましたが、精神的なストレスによる「自律神経失調症」、または「内耳炎」「肩コリ」「緊張性頭痛」などと診断されました。

多くの医師は、原因がはっきりしない不定愁訴《しゅうそ》に対し、すぐに「精神的なストレス」などと診断し、うやむやにしてしまいます。これは、病気の原因を患者に押しつける行為で、言い方はよくないのですが、卑怯な診断だと思います。

彼女は歯科治療を続けるうちに、今度は「顎《がく》関節症」になり、九大病院へ通院。さらに生理不順と右下腹部の痛みから婦人科へ行くと、先天性の「卵巣機能不全」「多のう胞性卵巣」と診断され、通院の日々が続きました。そのうえ、念のために行なった子宮ガン検査では「要再検査」という結果が出たのです。次の検査の結果次第では、手術をしなければいけないほどの状況にまで追いこまれてしまったのです。国立病院、赤十字病院、市民病院と、ほかの病院の婦人科へも行きましたが、結果は全て同じでした。

しかしその後、私のクリニックで彼女の治療を行なうことになり、状況は一変しました。私が調べた結果、彼女の口のなかには体質に合わない不適合金属が11本もありました。不適合金属は、あらゆるアレルギー症状や病原となりうる、問題のある物質です。

それらを全て取り除き、かみ合わせを治していくと、頭痛、生理痛が消え、整骨院に通っていたほど重症だった肩から背中にかけてのコリも、すっかり消えていったのです。そして2回目の子宮ガン検査では異常がなくなり、婦人科の先生をおどろかせました。

彼女からは、こんな感想をいただいています。

「多くの病院では家族と離れ、寮生活からひとり暮らしになったこと、仕事による精神的なストレス、運動不足などが原因だと診断され、ただマイナス思考になっていました。でも、実際の原因は『歯』だったのです。

先生やスタッフの方には、とても感謝しています。自分自身を完全に見失うところでした。クリニックに来ていなかったらと思うと、とても怖いです。

9年前の入社試験での『健康と体力には自信があります』という自分の言葉を、やっと取り戻しています。ありがとうございました」

かみ合わせの治療で腎炎が改善

またあるときは、鹿児島県に住むお母様が、8歳になる息子さんを連れて来院されました。じつはこの男の子は小学校にあがる前から腎炎を患い、体育はずっと見学していたといいます。

心配するご両親に連れられて全国の病院を訪ね歩くなか、男の子が「あごが痛い」とつぶやいたのをきっかけに、私のクリニックに来ることになりました。

治療後は、お母様からこんな感想をいただきました。

「腎炎の影響で、体育ではげしい運動ができない状態でしたが、最近になって病気もよくなり、内気な性格も明るくなりました。学校でもみんなの人気者といわれています。体育をはじめ、他の科目の成績も伸び、先生にほめられるようになりました。とくに科学のことについて興味をもつようになり、いろいろ質問してくるようになって、親も答えるのにおうじょうしています」

その後、息子さんが14歳になってから、またこんな感想もいただきました。

「7年前、アレルギーや腎臓炎でスポーツができなく、食べ物も卵類が食べられなかったのですが、現在ではスポーツもできるようになり、なんでも食べられるようになりました。とくにスポーツは得意になり、陸上部に入るまでになりました。これもかみ合わせのゆがみが取れたおかげです。ありがとうございました」

中学3年生になっても腎炎の再発はなく、元気いっぱい、毎日を過ごしているようです。

同じように小児性の腎炎の患者さんで、歯の治療後に腎炎が改善したことをよろこばれて、わざわざ検査表をもってきて見せてくださったお母様もいました。このように、歯は体のほかの重要な臓器にも密接に関わっているのです。

みなさんのなかには、「たかが歯」と思っていた方がいるかもしれません。しかし、私が見てきた7000以上の症例からすると、歯が「体の中枢」として機能しているとしか思えない結果がたくさん出ています。

私は、これまで歯を「体の末梢」としかとらえてこなかった歯科医療が、現代人に多くの障害をもたらしていると考えています。歯は、人間が病気にならないために本来もっているべき「免役力」にも、非常に大きな関わりがあるのです。

まとめ

- 「いきいき老人」には、全国平均の２倍、歯が残っていた。

- よくかめるお年寄りのグループは、かめないグループより健康度指数が約４割高かった。

- 歯は体の臓器のひとつ。簡単に削ったり取ったり代用品を埋めれば当然体に負担がかかる。

- 肩コリ、腰痛、頭痛、アトピー、花粉症、脱毛症などは、本当の原因が歯からきていることもある。

- 歯は「体の末梢」ではなく「体の中枢」として機能している。

第2章

歯科医療の方向をまちがえた日本

❊歯科医が増え、虫歯が減らない奇妙な現実

現在、日本ではコンビニエンスストアと同じくらいの数の歯科医が、全国にひしめき合っているといわれています。これだけ多くの歯の専門家がいるのに、どうして虫歯はなくならないのでしょうか?

まずは、食生活の問題があります。もしあなたが木の実などを採って食べる生活を送っているならば、ハミガキをしなくても虫歯にはならないかもしれません。アメリカの歯科医W・A・プライスの調査によると、近代文明に接することなく伝統食で生活をしている部族は、虫歯も歯周病も不正歯列もなく、頑健な身体をもち、病気への抵抗力も強かったそうです。

伝統食は加工されていないので硬く、よくかんで食べなければならないものばかりです。そのため、歯や口のまわりの筋肉をたくさん動かします。すると、歯や歯周組織を健康に保ち、歯やあごのみならず、脳や全身の健全な発育につながるのです。

いっぽうの私たち日本人は、砂糖や小麦粉、殺菌済みの牛乳、添加物がたんまり

●虫歯になった歯

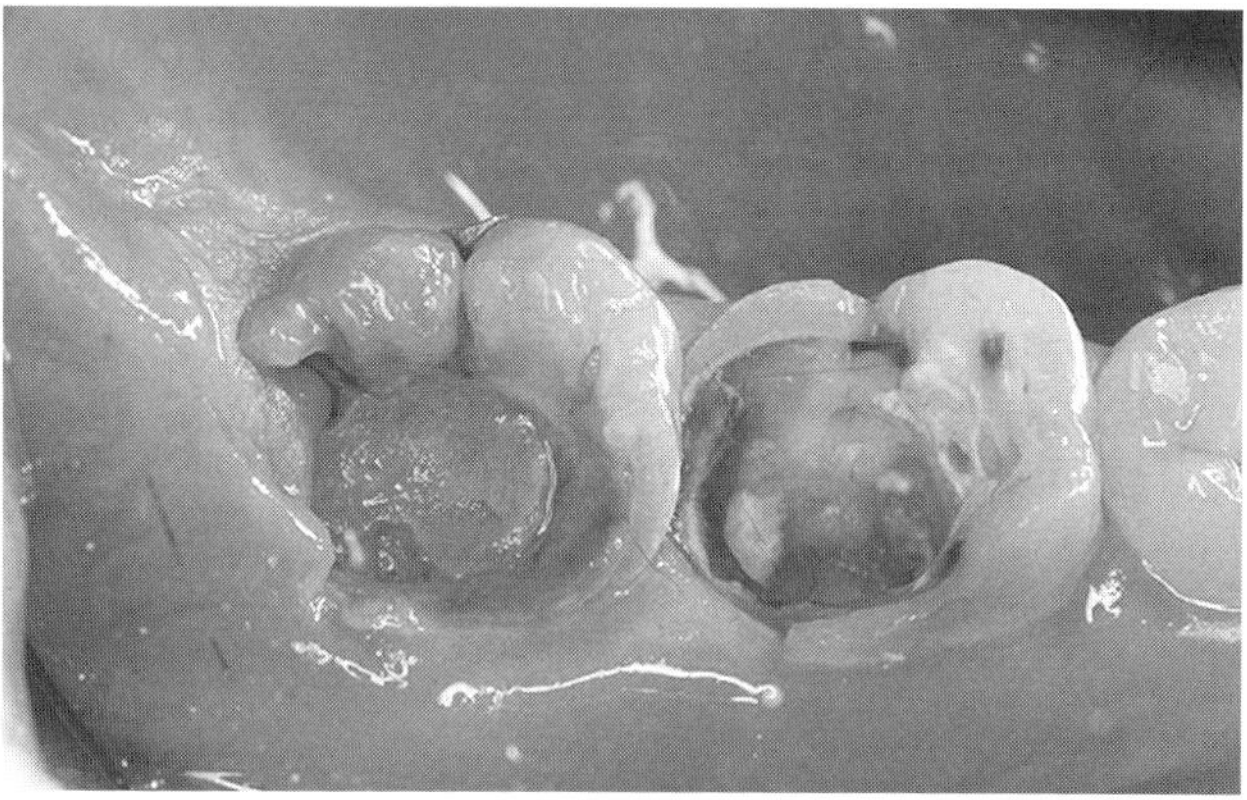

入ったジャンクフードなどの文明食を食べて生活しています。

虫歯とは、ミュータンス連鎖球菌と呼ばれる細菌が、口のなかの砂糖を材料に酸をつくり出し、それによって歯が溶かされ、穴があいてしまうことです。

経済成長期になった頃から、日本人はそれまでとはケタ違いの量の砂糖を摂るようになりました。砂糖は虫歯菌の大好物ですから、その摂取量と比例するように虫歯が増えていったのです。

そして虫歯がなくならない原因としてもうひとつ、国の医療制度に問題があったということも否定できないでしょう。

たとえば北欧諸国には、虫歯を歯の病気

としてとらえる「カリオロジー」という学問があります。最近になってようやく日本でもこの名を聞くようになりましたが、北欧では30年以上前から大学で講義されているくらいメジャーな学問です。また、虫歯予防のための口腔ケアを、国をあげて徹底指導しています。

アメリカでも歯科医療のスペシャリストを育てることに力をいれるなど、国として虫歯予防対策を強化しました。その是非は別として、虫歯の予防に効くというフッ素を水道水にいれる対策も、多くの州が採用しています。

いっぽう日本でも、60年代初頭には7校しかなかった歯科大学が、80年代までに29校に増えました。しかしそこでの研究は、「虫歯を予防する」のではなく、「できた虫歯をどう処置するか」ということに重点が置かれていました。もし虫歯を深刻な病気ととらえていたら、きっとそうはならなかったはずです。

厚生労働省が6年ごとに調査している「歯科疾患実態調査」（平成17年度版）のデータを見ると、歯医者を増やしたはずの80年代後半、１９８７年に、一人あたりの歯の喪失数はピークを迎える結果となってしまっています。それから徐々に少なくはなっているものの、２００５年のデータでも75歳を超えると平均で17本以上の歯が失われている、つまり、全32本のうちの半分以上は抜けてしまっているのです。

また、10歳を過ぎると、虫歯になったことがない人よりも、処置済み、もしくは未処理の虫歯がある人の数のほうが多くなります。年を経るほど虫歯になったことがない人は減っていき、35〜44歳の間になると、虫歯になったことがない人は0人にまで落ちこむ結果となっています。これが日本の現実なのです。

「削って詰めて報酬」のシステムが体をむしばむ

現在の医療保険による歯科治療は、スコア制です。いかに歯を削り、いかに歯を抜いて、その穴をどう詰めるか、なにをかぶせるかということに対して「点数」がつけられます。歯科医の報酬は、その点数によって増減するシステムになっています。

私はそこに、非常に大きな違和感を覚えます。そのシステムのもとでは、報酬を得るためには歯を削ったり抜いたりすることが前提になっているからです。歯科医だって、お金は大切です。保険点数の高くなる治療法に人気が集まるのは、無理もありません。歯を抜く治療をしたくなくても、歯科医師として食べていくためにはそういう治療法を選ばざるを得ないのです。

そもそも、日本をはじめ、世界中の歯科医療のはじまりからして、ベクトルがまちがっていました。その昔、歯の治療技術がいまのように発達していなかった頃、虫歯による痛みのある歯は、「歯抜き屋」によって抜かれていました。抜いてしまえば、たしかに虫歯による痛みからは解放されますし、歯を抜いたからといってすぐに死ぬこともありません。そこから、いつの間にか「歯は抜いても大丈夫」と考えられるようになってしまったのです。

また、歯のなくなったあごに入れ歯を作ることが歯科の始まりでした。そのような歯科医療のはじまりが後々まで引きずられ、いまにいたっているのかもしれません。いまでは歯科医療の技術が飛躍的に進み、歯を再生させる技術まで研究されていますが、問題はもっと根本のところにあると私は考えています。

これからの歯科医は、歯を削ったり再生させたりすることよりも前に、いかに虫歯を予防し、虫歯菌を根絶させていくかに力をいれていかなければなりません。歯で全身の健康の保持増進と、能力の向上を図っていくのです。じつは、後述しますが俗な言い方をすると、歯で頭をよくする、つまり脳幹機能を向上させることまでできるのです。そのためには、もっと多くの方が歯の大切さに気づき、どんなことに注意しなければならないかを知ることが重要なのです。

あなたの銀歯、体質に合っていますか?

「削って詰めればいい」。そんな歯科医療界全体の考え方が、いま、多くの現代病を引き起こしています。現代病の多くは、治療がむずかしく、「原因不明」「治らない」といわれることが多いようですが、もしかするとそれは、「歯」が原因なのかもしれません。

歯は、かけがえのない体の臓器のひとつです。あなたは簡単に肝臓を切除したり、肺に穴をあけて詰め物をしたりできますか? 病気になってやむを得ず手術をすることになっても、切ることや、人工物を埋めこむ場合は、相当慎重になるはずです。ところが、歯科医療の場合は削ることに対して軽く考えがちです。その結果、さまざまな不具合が起こっているのです。

たとえば、「ガルバニック電池腐食作用」という現象をご存じでしょうか。口のなかに異なった金属を2つ以上詰めると、唾液を介して金属と金属の間に電気回路ができ、微量の電気が流れる現象です。そうすると、金属イオンが溶け出します。溶け出した金属は体内に取りこまれ、皮膚や臓器内のタンパク質と結合し、蓄積されていくのです。

金属を1種類しか詰めていなくても、それが体に合っていない「不適合金属」だと、これに似た現象が起こります。

では、代表的な不適合金属は何でしょうか。それは恐ろしいことに、保険医療で歯科治療をされた方の多くが口のなかにいれている「銀歯」なのです。

いわゆる銀歯とは、銀100％ではありません。ふつうは「12％金銀パラジウム」のことを指します。自動車の排ガスを浄化するための触媒としても使用されるパラジウムが20％も含まれています。この銀歯が、ガルバニック電池腐食作用を引き起こすのです。

「金属アレルギー」という言葉は聞いたことがあると思います。ピアスやネックレスをつけることで、肌に湿疹ができたり、赤くはれてしまうなどの症状を指します。

多くの方は、金属アレルギーに関してはある程度の認識があるのですが、不思議なことに、それが口のなかのことになると、ほとんど意識しないのです。これだけたくさんの方が、金属を歯に詰めたりかぶせたりしているというのに……。

みなさんの口のなかにある銀歯などの詰め物が、口のなかに溶け出して「ガルバニック電池腐食作用」を起こしている可能性があるのです。

もちろん銀歯は24時間口のなかにあり、常に唾液に触れ、ものを食べればその銀歯でかみくだいているわけですから、溶け出した金属は、体のなかにどんどん蓄積されていくことになります。

中国の上海《シャンハイ》からはるばる来院された、39歳の女性が手紙をくださいました。彼女の感想から、従来使用されてきた歯科用金属は代用品であって、決して医学的な適合性が検証されたものではないことを推測できるのではないでしょうか。

「今日で治療が全て終了しました。村津先生をはじめとしたスタッフのみなさまに、心から感謝しています。

治療が進むたびに体が楽になっていくのがわかりましたが、全ての治療を終えた今、そのことを更に強く実感しています。最も印象が強かったのは、2回目の治療で、かぶせていた古い金属を2本とった時でした。翌朝目覚めたときの爽快感がとてもすばらしく、これまで不適合物質によって体に負担がかかっていたことがよくわかりました。

そして、昨日と今日の治療で、最後まで残っていた古い金属を取り除いて、大きく変わったみたいです。これまでずっとだるかった背中や腰が、軽くなりました。

縁があって村津先生の治療を受けることができ、本当に幸運だと感じています。小さい頃から心配していた歯の問題も解決し、完全に健康な体にしていただきました。どうもありがとうございました」

❊スウェーデンでは使えない「危険な銀歯」

さらに「アマルガム」という、数種の物質を組み合わせた合成金属の銀歯があります。アマルガムは比較的安く手に入り、診療室で簡単に作業できるので、爆発的に普及しました。

アマルガムに含まれる銀は、たった30%ほどです。そのほか、銅が6・5%、スズが13・5％入っていますが、一番多いのは水銀で、なんと50％も入っています。

これは水俣病《みなまた》やイタイイタイ病の原因として知られる、猛毒の有機水銀ではなく、無機水銀です。ですから、すぐには目に見える障害をもたらさないかもしれません。しかし無機水銀が口のなかでいつイオン化し、有機化するかは、誰にもわかりません。いつまでも無毒のままである保証などないのです。

アマルガムの銀歯はスウェーデンをはじめ、海外では使用が禁止されている国もありますが、日本では合法的に使えます。意識の高い歯科医はアマルガムの銀歯を使わなくなってきているものの、安くて扱いやすいこともあり、いまだにアマルガムを詰めている歯科医もいるのが現状です。

日本では、戦前までは「金歯」が主流でした。金はやわらかく、変形してしまうので、いまでは金合金にしますが、当時はそのやわらかさも都合がよかったのです。なぜなら、やわらかいおかげで、かんでいるうちにだんだんと歯の形に合ってくるからです。当時は歯科医の技術もいまのように進んでいませんでしたが、金歯は自然に歯の形に合うので、かみ合わせのズレが起こる可能性が低かったのです。

金は、やわらかい反面、耐久性に欠けるので、いまでは合金にして強度を上げてから、精密に削る治療法がとられています。また、金は金属アレルギーになりにくいということが知られています。歯の詰め物としても、人体にもっとも適した金属のひとつなのです。

しかし戦後、ものがなく貧しかった日本で、金はとても高価なものでした。国としても金は国際通貨として必要だったので、歯の治療にはできるだけ使われないような国策が取られたのです。そこで、アマルガムが普及することになりました。つまり、銀歯やアマルガムはものがない時代の「代用品」でしかなかったのです。

そのため、常識で考えたら人体にいれようとは思わない「水銀」を50％も含むものが、「安くて丈夫」という理由だけで銀歯に使われるようになってしまったわけです。

水銀が原因で使われなくなったものの代表といえば、「赤チン」です。これは、正式にはマーキュロクロム液といいます。ケガをしたときに、傷口に塗って殺菌するために使われる薬品でしたが、有機水銀が含まれていました。水銀の危険性が指摘されたことから世界的に使用を控える動きが活発になり、日本では１９７３年に製造中止になりました。

このように、水銀の危険性についてはずいぶん前から指摘されていました。アマルガムの危険性については、近年になってようやく認識が広まりはじめ、日本でも使う歯科医は少なくなってきました。

イギリスでは厚生省が、スウェーデンでは政府健康福祉局が、妊婦や授乳中の女性などにはとくに使わないよう警告しています。ある研究では、アマルガムの詰め物が多い母親ほど、母乳に含まれる水銀の濃度が高いというデータが出ているからです。つまり、胎児への影響も考えられるのです。

銀歯が子どものアレルギーの原因になる

いま、世のなかでは歯がまったく生えてこない「無歯症《むししょう》」の子どもが増えているそうです。完全な無歯症ではなくても、部分的に歯がない「部分無歯症」は一般的にも珍しくはありませんし、親知らずが正常に並ばない子どもも増えています。私自身、診療をするなかで歯並びが悪い子どもがとても増えたのを感じています。

子どもたちの歯の異変は、お母さんの健康状態に大きく関係しています。おなかのなかに赤ちゃんがいるとき、また生まれてきた子に母乳を飲ませているとき、お母さんの血はそのまま子どもたちが成長するための栄養となり、血となり肉となっています。お母さんの健康に問題があれば、その影響をまともに受けてしまうのは、まだ抵抗力の弱い子どもたちなのです。

世界的にも問題視されているのは、母親の口のなかにある詰め物です。人体に不適合な金属が「ガルバニック電池腐食作用」を起こし、溶け出した金属がどんどん体に溜《た》まってしまっているのです。母体でそれが起こっていた場合、子どもたちに与えている影響ははかり知れません。

なかでも無機水銀を50％も含んでいるアマルガムはとくに安全に問題があります。アマルガムの危険性を指摘する諸外国に比べ、日本はあまりにも無頓着です。

こと母体に関しては、それを実験するわけにはいきませんから、正式なデータを取ることは困難です。しかし、いまの状況証拠を見れば、母体がいかに子どもたちに影響を与えているかということがわかります。

私が診《み》た患者さんのなかには、「子どもを産むごとにどんどんアトピーが楽になりました」という方もいました。その方はかなり重篤なアトピー性皮膚炎を患っていましたが、3人のお子さんを産むごとにきれいな肌がよみがえっていったのです。

じつは胎盤というものは、従来いわれてきたように「子どもを守る」ためにあるのではなく、「母体を守っている」ものだという説があります。

歯の詰め物だけでなく、日々の食生活でも、私たちは魚などからいつの間にか水銀を摂ってしまっています。また、あらゆる食品添加物など、体によくないものはいつの間にか体に蓄積されているわけです。それらの毒が胎盤から赤ちゃんに移って、産み落とされている可能性があります。実際にそういった研究データも報告されているのです。

いつも口のなかに悪い重金属を入れたままにしているということは、それだけの悪影響が自分の子どもたちにあるのだということを、世のお母さん方にはぜひ知っておいてもらいたいと思います。

これはもともと、国がアマルガムやパラジウム合金を推奨したことにも問題がありますす。しかしこれだけ一般的に出まわってしまったいま、「あれはまちがいだった」と認めることは、こじれた年金問題のようにむずかしくなっているのが現状です。

私たちは自分で自分の身を守りながら、しかしこれから三世代先の子どもたちのために、いまこそ意識を高め、社会を変えていく必要があります。

❊母親は高い意識をもたなければいけない

虫歯がなくならない理由としては、虫歯菌、歯周病菌に対する認識の低さにも問題があります。くわしくは後で述べますが、虫歯や歯周病はコレラやペストと同じように、高い感染力をもった「感染病」なのです。

お母さんが自分でかみくだいた食事を幼児に与える姿は美しく、愛情にあふれていますが、「菌」に注目して見ると、恐ろしい光景に一変します。

現代の大人の口は、虫歯菌や歯周病菌だらけです。口うつしで食べ物を与えるということは、それらの恐ろしい菌を、抵抗力のない子どもに直接感染させているのと同じことなのです。

熱いものをふうふうと冷ましてあげる行為も同様です。唾液が食べ物に付着し、虫歯菌を感染させている可能性があるといわれています。

１９９４年にスウェーデンで行なわれたある実験では、母親の歯をきれいにすることで赤ちゃんの虫歯菌の感染が大幅に減ったという結果も出ています。歯科衛生士の手で本格的に歯をきれいにして栄養指導をしたグループと、なにも指導をしなかったグループでは、子どもが7歳になったときに虫歯の本数が倍も違ったのです。母親の歯をきれいにするだけで、半分の子どもの歯が虫歯菌におかされなかったわけです。

また、映画やドラマで見る熱烈なキスシーンも、この観点から見ると世にもおぞましい光景となってしまいます。診察していても夫婦の口のなかは似ていることが多いのですが、大人になってから虫歯を患うようになった方は、そのようにして他人からうつされた可能性もあります。知らないうちに大切なひとに病気を感染させてしまうような菌は、一刻も早く根絶していかなければなりません。

日本では、まだまだ歯についての意識が低いのが現状です。その結果、ならなくていい病気をたくさん引き起こして医療費がかさみ、国の財政を圧迫している……。なんという無意味な悪循環でしょうか。国の制度を変えていくには、実際には何年も何年もかかります。だからこそ、いますぐに行動を起こさなければならないのです。

❋歯に詰める金属はなにがいいのか

２０１０年、米国食品医療品局諮問委員会は、当局のＦＤＡ（アメリカ食品医薬品局）に対して、水銀アマルガムの安全性について見直すよう求めました。

最近では、アマルガムに代わるものとして金銀パラジウム合金を使っている歯科医が多いのですが、厚生労働省が認可しているといっても、私はこれが絶対安全だとは思えません。パラジウムもまた、アレルギーを起こす可能性のある金属だからです。

それでは、歯に詰めても安全な金属とはどのようなものなのでしょうか。

私のクリニックでは、生体にもっとも相性がいい金、銀、銅を独自に配合した、高品位金合金を使用しています。

なぜ金がいいのでしょうか。それは、人間の体内には数マイクログラムの金が存在し、免疫防御機能に役立っているからです。

はるか昔から、金は珍重され、ピラミッドなどには金でつくった宝飾品が代々収められてきました。これはピラミッドについて語られるさまざまな法則やパワーと同じように、金も人間に活力と若さを与えることを、古代の人々が感じとっていたからではないでしょうか。

縁起物として、金粉の入った料理や飲み物を目にすることがあります。これもまた、見た目の美しさを楽しむだけではなく、科学的にはまだ解明できていない金の解毒作用を利用したものです。

また、金を体のなかに取りこむとデトックス作用があるとされています。金粉が入った化粧水やせっけんなども人気があるようですが、金はそれくらい、重金属のなかでは特別な存在なのです。

※「良い歯医者」の見抜き方

「良い歯医者」を見つけるのは本当にむずかしく、簡単なことではありません。あえて私がアドバイスをするなら、「う蝕《しょく》顕示薬」を使っているかどうかを事前に確認することをおすすめします。

う蝕顕示薬とは、虫歯菌に感染した部位を教えてくれる薬です。虫歯の治療で、誤って虫歯の感染部位を残したまま銀歯をかぶせてしまうと、そこから再び虫歯が進行してしまいます。虫歯菌に感染しているかどうかは、見ただけで完全に判断することはできません。虫歯菌に感染しても、変色しないことがあるからです。感染部位の取り残しを見つけるために、ひと手間かけて薬で確認する医師は、信頼できるのではないでしょうか。さらに、治療後の再発に対する保障まで付けてくれたらいうことはありません。

できるだけ歯の神経を取ったり、歯を殺したりしないためにも、初期の段階で虫歯の進行を止めて、生涯その虫歯を進行させないように歯科治療を行なうことがとても重要なのです。

この話を聞いたら驚かれるかもしれませんが、多くの歯科クリニックで虫歯菌の取り残しがあり、数年後にそれが悪化、歯が痛み出して重症となり、ついには神経を取ったり、歯を抜いたりしているケースが非常に多いのです。

つい先日も、偶然か必然かこの原稿を書いているとき、恐ろしい話を耳にしました。ある患者さんの娘さんは、歯科医師になって3年目。とある歯科クリニックに勤務していたのですが、そこの院長が平気で虫歯を取り残したまま型を取り、かぶせる冠を作製していたというのです。それを見て嫌気が差し、ついに退職してしまったという話を聞きました。

「歯は食べる道具にすぎない」という誤った医学パラダイムの中で、常に誠実であるべき医師の良心が、みずからのクリニックの経営のためにゆがみ、それが極限に達しつつあるのではないでしょうか。

いま、新しい医学パラダイムが求められています。歯は命の柱です。歯は脳の中枢の働きを決定づけ、人体の柱である背骨と、その土台の骨盤と密接な関係があります。まちがった治療はこれらのゆがみを引き起こします。

さらに口の中は、水や食べ物など、生きるために必要なエネルギーの入口です。そこで使われている歯科材料は、生涯にわたって体に影響し続けるのです。

まとめ

- 砂糖をたっぷり使った文明食が、日本人の歯を虫歯にしている。
- 歯を削ったり抜いたりするほど歯科医の報酬が増える医療制度。これが安易に歯を削る治療につながっている。
- 体に合わない銀歯をつけていると、有毒の金属が溶け出して体にどんどん溜まってしまう。
- かみくだいた食事を幼児に与えることが、元々子どもの口にはいない虫歯菌をうつすことになる。
- 虫歯がまだ残っていないか、ひと手間かけて「う蝕顕示薬」を使う歯科医がおすすめ。

第3章

脳と歯はつながっている

❋「歯」がないことは「死」につながる

歯は、食べ物をかみくだくための道具にすぎない。そう考えている方は、やはり多いかもしれません。私が診た患者さんの症例を聞いても、すぐには納得できないという方もおられるでしょう。私自身、目の当たりにしていなければ信じられないほどの結果なのです。

しかし、いまのように医療技術が発達していなかった原始時代は、歯がなくなってしまえば当然、食べ物が食べられずに死んでしまっていたはずです。「食べなければ死んでしまう」という自然の摂理は、歯が本来、人間にとって重要な器官であったことを示しているといえるのではないでしょうか。

もちろん、いまは入れ歯を使ってかむことができますし、栄養分を点滴で摂ることもできます。エネルギーとなる栄養さえあれば、生きていくだけなら、歯がなくてもなんとかできるのです。

ただ、前述したように、約１８００人を調査した結果、歯のあるなしによって、

「いきいき」「はつらつ」として人生を謳歌しているかどうかの違いはたしかにありました。それはお年寄りに限ったことではありません。若い方や子どもでも、歯によって健康状態は変化するのです。

かむ刺激が自律神経を活性化させていた

歯があることの幸せ、ものがかめることの効果がわかるデータがありますので、ご紹介しましょう。マウスを使った実験です。

この実験は、2つのグループに分けたマウスを観察して行なわれました。

第1グループのマウスには水に溶かしたえさを与え、かむ刺激を与えずに育てます。第2グループのマウスは、前者と全く同じえさを固形にし、かむ刺激を与えながら育てます。どちらも同じカロリー、同じ栄養素を摂取するので、違いは歯でかんでいるか、かんでいないかしかありません。

そのマウスに迷路を攻略させる実験をしたり、条件回避学習の検査をしたりすると、えさをかんで食べていたマウスのほうが、なんと40～50％も優れた結果を出すことが報告されたのです。

実験後にマウスを調べると、主要な唾液腺のひとつ、「耳下腺《じかせん》」が変化していることがわかりました。かむ刺激を与えたマウスは、適度な大きさの耳下腺が保たれ、良好な唾液分泌が確認できましたが、かむ刺激を与えなかったマウスは、耳下腺がどんどん小さくなってしまったのです。耳下腺が小さくなると、唾液の分泌量が減り、タンパク質の濃度が下がることで、消化が悪くなってしまいます。

また、歯に備わっている自律神経系受容器《レセプター》の内部に変化が起き、唾液腺の細胞膜上にあるレセプターの数が極端に減ってしまっていたのです。

この実験から、私は大きな手がかりを得ました。かむ刺激があったマウスとなかったマウスで自律神経系レセプターの数値が変化したということは、かむ刺激が自律神経系に影響をおよぼしているということです。

私たちは毎日の生活で食事をすることによって、かむ刺激を脳に送り続けています。そのときに自律神経が刺激され、心身のバランスが整えられているのです。

なぜ宇宙食はペースト状から固形物になったのか

また、かむことの大切さを示すエピソードとして、こんな事例もあります。

宇宙飛行士が宇宙で食べる「宇宙食」は、開発当初はペースト状の栄養食だったそうです。重量や空間に制限がある宇宙船に積みこむものですから、かさばる固形物よりは、バランスのいい栄養素を取りいれたペースト状の食料のほうが、省スペースですみます。

しかしその宇宙食は、のちに固形物に変えられていきました。最先端の宇宙科学的見地からも、歯でかんでものを食べることは、人にとって重要な要素だったわけです。マウスの実験でも明らかなように、かむことが脳に刺激を与え、より高い能力を引き出しているということになります。

ちなみに宇宙食にはいろいろな種類があり、パンやごはん以外にも、カレーや餅、たこ焼きやようかんなども開発されているそうです。また、戦場で兵士が食べるミリタリー食も、非常食でありながら多彩なメニューが開発されています。単にかめればいいというのではなく、かみごたえや食感、味などの総合的要素も、体や脳にとっては必要な要素ということでしょう。

「おいしい」とひと口にいいますが、これには味だけではなく、食感も大きく関係します。寿司などがおいしいと感じるのも、シャリとネタを一緒に食べることによって口のなかでの食感の違いを味わえることが、そのおいしさをより引き立たせているのです。

人にとって「食」とは、もっとも幸福感のある行為のひとつです。歯をなくしてその楽しみを失うことは、生きるよろこびを失うことに等しいのです。

❋歯があるお年寄りには艶がある

楽しんで食べることは、気づかないところで脳の活性化にもつながっています。たとえば「おいしそうな食べ物を見るとよだれが出る」というのも、食べ物を見たことで脳が刺激され、唾液が分泌されたからです。

自分がおいしいと感じるものをよくかんで食べるだけで、効果の高い頭の体操とな

●いきいき老人は唾液の出方も質もいい

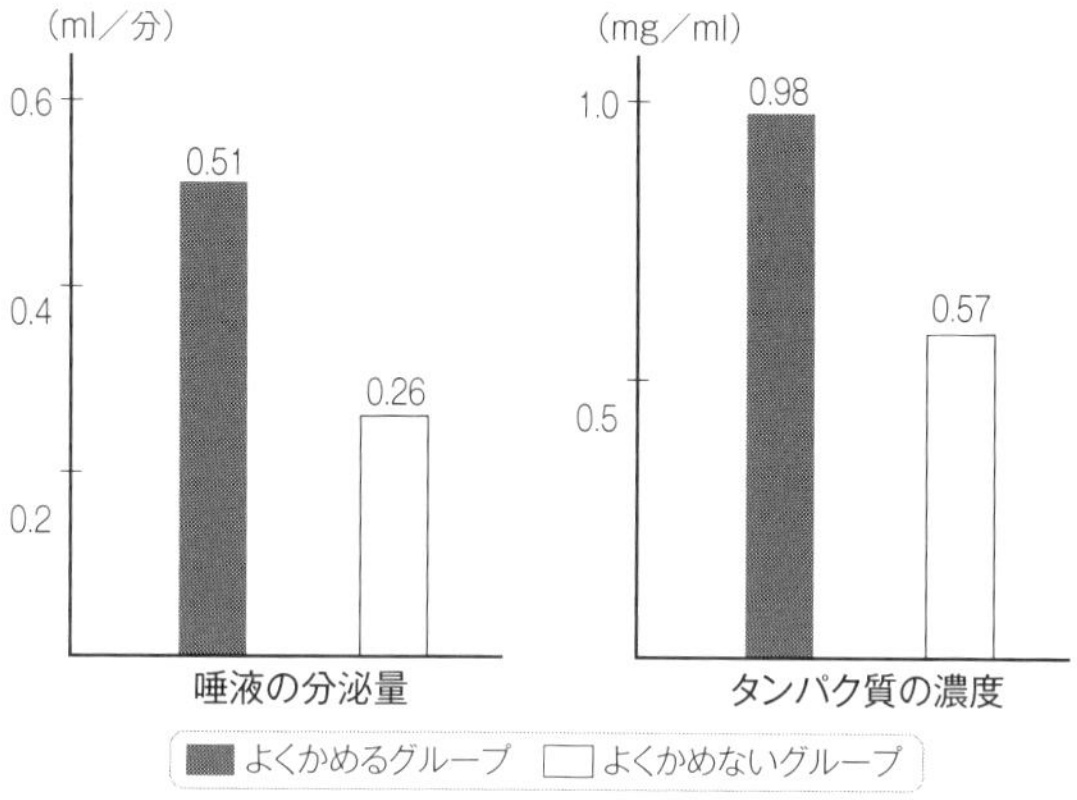

り、全身の健康促進や認知症の予防になります。

前述のプロジェクトで研究した「いきいき老人」のみなさんも、唾液分泌機能が高い、という結果が出ていました。年を取ると、のどが渇きやすくなるといわれますが、健康なお年寄りは唾液の分泌が活発で、その質もよかったのです。

それはまちがいなく、一般的なお年寄りよりも多く残っていた「歯」の存在によるものです。私は、「いきいき老人」たちに、若々しい艶《つや》のようなものを感じたことを覚えています。しっかり自分の歯でかむことで、自律神経機能によい影響をもたらし、それによって唾液腺の分泌システムも正常に働いていたからこそ、若さが保たれていたのです。

食べ物をよくかんで食べると、消化を助ける唾液もたくさん出てきます。「年齢を重ねると唾液が出にくくなる」ということは、一部では栄養学の教科書にも載っていますが、これはまったくの迷信です。

単純に、高齢者と若者を集めて唾液の量を調査したら、お年寄りのほうが少ないでしょう。しかしそれは、いまのお年寄りに「歯」がない方が多いからなのです。歯が健康な状態であれば、そんなことは起きません。

唾液の量は、歯と密接に関係しています。そして、歯がなくなるのは老化が原因ではなく、感染症である虫歯菌や歯周病菌による病気のためです。

このように多くの「老化現象」といわれるものが、じつは歯に関する認識の誤りが原因であることが非常に多いのです。

おもしろいことに、食べ物やかむ場所によって、唾液の成分は変化します。肉をかみ切るときなど、人間は自然に「犬歯」を使いますが、このあたりでかむと唾液のなかのタンパク質濃度が高くなり、肉も消化しやすくなります。食べ物の情報が口から脳に送られ、それに体が反応しているのです。

※歯からはじまるうつ病とは

歯科治療によって人体に有害なものが埋めこまれたり、本来のかみ合わせを狂わせてしまうようなことは、あってはなりません。しかし、それらは現に起こっています。ほんの少しかみ合わせが狂うだけで、全身をゆがませてしまうことになるのです。

もし体がゆがめば、そのズレが知らないうちに体にストレスをかけて、だんだんとあちこちでガタが起きてきます。疲れやすくなったり、慢性的な肩コリに悩まされたり、腰痛がひどくなったり……。そんな症状は、じつは「歯」が原因で起こっている可能性が高いのです。

どの患者さんも、歯を一度しっかり治療すると、目の輝きが変わり、「気もちがはればれとする」とおっしゃいます。このように、歯は現代人が悩む多くの病気、不定愁訴に関係している可能性があるのです。

歯の狂いは、自律神経系に大きな影響を与えます。自律神経失調症や、うつ病の原因になっていることも少なくありません。私のところへ来院した患者さんのなかにも、うつ病や適応障害と診断されていた方が何人もいました。不登校のお子さんや、更年期障害などに悩む方もいました。そのなかからお二人のケースを紹介しましょう。

四国在住の40歳、波田野さん（仮名）は、大学病院の精神科で「抑うつ症」と診断され、カウンセリングなどを受けながら治療を続けましたが、極度の不安感が続いて会社を休職し、治療に専念することにしました。週1回精神科に通院し、精神安定剤と睡眠導入剤を服用していたそうです。

発症から5ヵ月後に、友人のすすめで私のクリニックに来院されました。うつ病の他に、足の冷えや低体温があり、携帯電話を持つと手にしびれを感じていました。パソコンで文章を作成するのに時間がかかり、電磁波の影響を受けているのか、心臓が動悸《どうき》を打つように感じていました。この頃、波田野さんは睡眠導入剤なしでは眠れなくなっていました。

私のクリニックでは、かみ合わせのズレを調べる方法として、まず「左右の脚の長さのズレ」をチェックします。詳しくは後述しますが、かみ合わせがズレている方は、脚の長さも左右で違ってしまっているのです。

検査を行なうと、彼女の体は右脚が左脚よりも1・2センチ長く、右肩が左肩よりも2センチ低く下がり、O脚で左右の脚のすきまが5センチもありました。口のなかに、腐食した不適合金属の治療痕が13ヵ所もあり、明らかに、歯のかみ合わせのゆがみと歯臓病が認められました。歯臓病とは、「歯中枢説」の視点から、歯が原因して起こる心身の内科的な病態を総称する病名です。

早速、かみ合わせ治療を開始し、不適合金属から体に合う金属へと置き換えを開始しました。そして4ヵ月後、抑うつ症状は改善し、薬も飲まなくてよくなり、半年後には復職されました。いまでは、元気にバリバリと仕事をされています。

❋7年闘ったうつ病が5ヵ月の歯科治療で改善

次の症例は、抑うつ症、適応障害、パニック障害と診断された30代の女性のケースです。仕事を休職し、さらに退職もして治療に専念しましたが、症状の明らかな改善が見られず、ご主人と離婚しました。また、離婚の1ヵ月後、くも膜下出血を起こし、開頭クリッピング手術も受けられたそうです。

その後も、うつ病の内服治療や認知行動療法を続けたものの、改善が見られませんでした。主症状の他に、頭痛や肩コリ、全身倦怠《けんたい》感などがあります。

発症から7年後に、私のクリニックに来院されました。左右の脚の長さのズレを調べると1・6センチも右脚が長く、水銀アマルガム合金を含む不適合金属の治療痕が9ヵ所ありました。明らかにかみ合わせのゆがみと歯臓病が疑われる状態だったのです。

治療開始直後から彼女は急速に回復に向かいました。かみ合わせ治療初診直後の、彼女の感想です。

「仕事も退職して寝たり起きたりの生活をしていたのですが、母に付き添ってもらうことで、なんとか不安感や体のだるさをごまかして、治療に来ました。

7本あったアマルガムを除去した後、すぐに頭が軽くなり『脳がじんじんしてよろこんでる』ということを感じました。

かみ合わせを調整中に、外にお茶をのみに歩いていったのですが、体が軽く、座っても立っても背筋がしゃんと伸びて、食べ物の味がしっかり味わえました。体中もぽかぽかして、右坐骨あたりの痛みも消え、ずっと悩まされてきた首や肩のコリ、頭痛がなくなりうれしい限りです。

笑っていても心からの笑顔が出てきます。本当に、こんなにここちよい感覚は久しぶりに味わいました。本当の自分を取り戻した気分です」


また、初診の翌日の感想はこのようなものでした。


「昨日、治療が終わって、ホテルに戻ってふとんの上にあおむけで寝た時（おととい同じふとんとまくらでしたが）、違和感が全くなくなっていました。物心ついたときからうつ伏せや横向きでしか寝られなかったのに、一晩じゅううつ伏せにならずに寝ることができました。

朝、なかなかすっきりと目覚められなかったのが、ウソのように、すっきり目覚めてテキパキ動ける自分にびっくりです。

7年間内服し続けてきた、安定剤と抗うつ剤をやめても、いつも以上にすっきりした気分です（以前は減薬や断薬の度につらい経験をしました）。あと、視野が上向きに広くなって、以前はふとんに横になってながめていた天井が座った状態でも目に入ってくることにびっくりしました。

以前働いていた頃の習慣で、とても早食いだったのですが、今朝の朝食は、しっかりかんでとてもおいしく食べることができました」

5ヵ月後には歯の治療が完了すると共に、主症状の抑うつ症、適応障害、パニック障害、全身の倦怠感なども全て改善したのでした。治療完了時には、このような感想をいただきました。

「初診でこちらに伺ったときには、ほとんど家から出ることなく寝た状態だったのを、問診票を見て思い出したくらい、5ヵ月の間に元気にしていただき、本当にありがとうございます。

いままでは、とても気分よく仕事もできるようになり、昨年治療に来るまでの『いつか元気に外に出られるようになるのか？』といった暗い生活がウソのようです。長年、薬を内服していたのも、全く必要なくなりました。

村津先生はじめスタッフの皆様、本当にありがとうございました」

治療完了からすでに2年が経過しました。その間、2ヵ月に1回定期ケアに来院されていますが、うつ病などの再発はなく、極めて快調です。もちろん、薬は全て止めています。今では再婚し、再就職もできたとのことです。本当によかったです。医者冥利に尽きるというものです。

早く、歯の真実が医学、歯学の常識とならなくては、うつ病で苦しむ方がこれからも出続けるのではないでしょうか。

※見た目だけの矯正で人生が台なしに

外見のみ美しくする歯列矯正は非常に危険です。人生を狂わせてしまうほどの重篤な、副作用ともいえる病を引き起こすことがあるのです。

埼玉県に住む32歳の女性の例を紹介しましょう。

その女性は、書店で私の著書を見つけ、「もしかしたら私の不調も治るかもしれないと感じて、思いきって来ました」と、はるばる福岡のクリニックに来院されました。

彼女は中学2年生の頃に側弯症《そくわんしょう》と診断され、それから長い間、ずっと不定愁訴に悩んできたそうです。

倦怠感がおさまらずにいつもだるく、常に眠気が襲ってなにかをする気力が起こらず、疲れやすい日々。免疫力も弱く、風邪をひいてばかりいたそうです。しだいに視力まで低下してしまい、鼻水や鼻づまりがひどくなって臭いがわからなくなったり、中耳炎になりやすくなり、耳がほとんど聞こえなくなることもあったようです。

社会人になってからも、肩コリや腰痛、ひざの痛みなどがあるのがあたりまえの毎日。せっかくの休日なのに、外へ出る気力も起きず、一日中寝て過ごしていました。側弯症による体のゆがみはもちろん治っておらず、「なんでこんな体になってしまったのだろう……」と悲しむ毎日でした。

彼女は小学生の頃は活発で、よく走り回っていたそうです。その頃は背骨もまっすぐでした。しかしいまは……。「私は一生背骨が曲がったままで、疲れやすい体で生きていくんだ」と、あきらめていました。

来院されたとき、彼女はまだ30代にさしかかったばかり。いくらでも人生を楽しむことができる年齢です。同年代の人たちがこれから、社会のなかで自分の力を試して

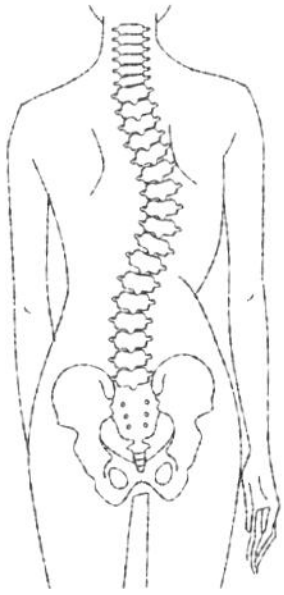
側弯症の骨の状態

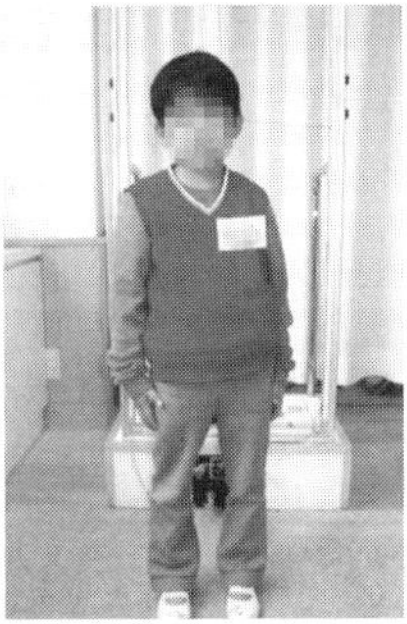
側弯症の児童

いこうというときに、そんな絶望感のなかで日々を過ごしているとは、なんと残酷なことでしょうか。

さっそく診察すると、やはり彼女も歯に問題がありました。よくよく聞くと、小学生の頃に歯の矯正治療をしたといいます。

なるほど、彼女の歯並びは一見きれいに見えます。しかし、見た目にだまされてはいけません。矯正治療によってかみ合わせのズレが起こってくることは、しばしばあります。歯科治療と同じく、矯正治療においても、歯のかみ合わせを狂わせないよう、慎重に行なっていかなければいけないのです。

これを「十字歯列矯正」と呼んでいます。私は20年間、外見と内面の十字で治療する歯列矯正を行なってきましたが、一切の副作用は起こらず、むしろ左右の脚の長さのズレも改善し、頭もよくなる、つまり脳幹機能が向上するのです。

私のクリニックには、他院での歯の矯正中、また矯正治療が完了したあとに出てくる体の不調を訴えて、来院される方が数多くいらっしゃいます。

歯は、見た目だけでなく、本来の力を十分発揮できるようにかみ合わせを整えることが重要です。歯並びがきれいなのと、かみ合わせが合っているのは、イコールではありません。このことは、歯科業界全体が認知していかなければならないと思います。

さて、先の患者さんですが、かみ合わせを整える治療を行なっていくと、効果てき面でした。治療開始から1年がたった頃、ご自身から次のような感想をいただいています。

「いままでの20年間苦しかったのがウソのように体が軽くなり、毎月治療をしていただくたびに、背骨のゆがみが少しずつ治ってきています。昔は整形外科に行っても、『これ以上曲がらないようにコルセットをして現状維持をするしかない』といわれていたのに、歯のかみ合わせが体の調子を全て狂わせていたのだと原因がわかって、本当に安心しました。ただ、歯の怖さも知りました。

いまは少しずつ小学生のときのはつらつとした活発さを取り戻しつつあります。心も体も元気になっていくのを感じながら、今後もこのかみ合わせの治療に通いたいと思います。また、世のなか、ほかの病気でもっともっと苦しんでいる方にも、ぜひ一度かみ合わせのチェックをしていただきたいと思います。ありがとうございました」


治療開始から3年、いまでは外見からはほとんど側弯症であることはわからなくなりました。初診時、かわいそうなほど飛び出していた肩胛骨《けんこう》も脇腹や胸の形も、ほとんど左右差がなくなっています。曲がっていた鼻筋もまっすぐになり、顔の輪郭も左右対称に近づき、美しくなられました。

本当によかったです。側弯症を発症してから来院までの長い間、彼女は苦しみ続けることになってしまったわけですが、これからはそれを取り戻すほど充実した人生を送っていくことと思います。

❊かみ合わせ無視の歯列矯正による副作用

外見のみの歯列矯正で、側弯症になられる方は非常に多いです。その他、「昼眠くてしょうがない」「朝起きられない」「物が覚えられない、記憶できない」「首が引きつったり、肩、背中が痛い」「臭いがわからなくなった」「手足が冷える」「抑うつ症状」などなど、日常生活も送れなくなるような症状を起こすこともあります。

ことに、昼間眠くてしょうがないというナルコレプシーと呼ばれる症状は、歯列矯正治療後の副作用として多く認められます。また、中には、30回以上も英単語を書いて覚えようとしても、覚えられないほど、極端に記憶力が落ちているケースもあります。

このような重篤な症状も、歯が原因して起こっていますので、歯で改善できることがほとんどです。

東京都から来院された28歳の男性は、13歳から18歳までの間に、歯列矯正治療を受けたそうです。そしてその治療が終わったあと、19歳の頃から、イライラや抑うつ感など、精神的に調子が悪くなりはじめ、精神科に通うようになりました。

診断は、「うつ病」。当時は本当にひどい状態だったそうで、起き上がれなくなってしまった時期もあったようです。「とにかく無気力。なにもする気になれず、風呂に入ったり歯をみがいたりといった、ふつうの人があたりまえにできることがなにもできませんでした。食欲もなくて、食事もほとんど摂れなくなり、とにかく毎日生きているだけでしんどかった」といいます。

それから約5年、病院をまわって診てもらう日々が続きましたが、判で押したように「うつ病」という診断ばかり。処方された薬で症状を緩和することはできても、快方に向かうことはありませんでした。いろいろな健康食品も試しましたが、それでもやはり、改善されません。そんなときに、たまたま私の本を読んで「歯が原因かもしれない」と思い、来院したそうです。

初診のときは、体のゆがみがひどい状態でした。歯をきれいに並べることしか考えていない、かみ合わせを無視した矯正治療の結果です。私は、「これは、時間がかかるかもしれません」とお伝えしました。実際、初診のときの彼の感想は、「肩コリが楽になったかな」という程度だったようです。

しかし、何度か通ってもらううちに、「少しずつ、気力が出てきた気がします」という感想をいただきました。

「以前はテレビを見るのもしんどかったのですが、いまは少し見られるようになりました。家事も以前より楽にできるようになりました。いまはまだふつうの人と同じように生活できませんが、このままいけばもっと元気になれるような気がします。いままでは未来が全くの闇でしたが、少し希望が見えてきました」

と、よろこんでいただいています。

外見のみの歯列矯正は本当に危険です。正しい歯列矯正を行なってくれる歯科医の見分け方は、左右の脚の長さのズレをチェックしてくれるかという点や、治療前の説明で歯列矯正によって全身の異常が起こることがあること、それを防ぐためにかみ合わせの調整が大切であることを教えてくれるか、という点でしょう。

少しずつでいいのです。健康に悩みを抱えている方は、自分のペースで少しずつ歯を健康にし、本来もつ力を取り戻してもらいたいと思います。その先には、必ず最高の未来が待っています。

合わない入れ歯が認知症を進行させる

かみ合わせの狂いは、本当にわずかなズレから起こります。見た目にはきれいに整った歯でも、その内側ではかみ合わせのズレが起こっており、見た目だけでは判断できないことが治療をむずかしくさせています。私が行なっているかみ合わせの調整も、マイクロメートル以下の単位で行なう、とても繊細なものです。

私のクリニックでは、かみ合わせのズレを調べる方法として、いままでの例でもおわかりのように、まず「左右の脚の長さのズレ」をチェックします。多くの患者さんを診察していて確実にいえることは、かみ合わせがズレている方は、脚の長さも左右で違ってしまっているということです。個人差はありますが、それぞれの長さを比べてみると、たいてい左右で1センチ以上ズレてしまっています。

その後、歯のかみ合わせを治していくと、脚の長さのズレがなくなり、かかとの位置がぴったりと合ってきます。すると体に1本芯が通ったようになり、患者さんは本来の活力を取り戻していくのです。歯のゆがみが、体の遠く離れた位置にある脚の長さに影響をおよぼすのです。

中高年の方に多い症状として、股関節がゆがむことにより痛みが走り、足を引きずるようになってしまう「変形性股関節症」がありますが、これも歯のズレから起こっている場合があります。

「もう治らない」と思いこんでしまっている方がとても多いのですが、かみ合わせの治療によって、クリニックに来られた患者さんはみなさんしっかり改善しています。

かみ合わせは、金属をかぶせた治療歯にとってもとても大切なことですが、歯がなくなってしまった方が使っている入れ歯にも関係してきます。従来の「ものがかめればいい」という方針でつくられた入れ歯は、残念ながら人間が本来の力を出すためのかみ合わせを無視したものばかりです。

そんな入れ歯でかみ続ければ、体にストレスがかかります。骨盤や背骨が曲がり、姿勢が悪くなり、ひざの痛みなどで歩けなくなり、寝たきりになったりします。

また、本来伝わるべき脳への刺激が行き渡らなくなります。「頭がすっきりしない」「記憶力が衰えた」と訴える患者さんが多いのはそのためです。それが進行してひど

●歯のかみ合わせを治すと、脚の長さのズレがなくなる

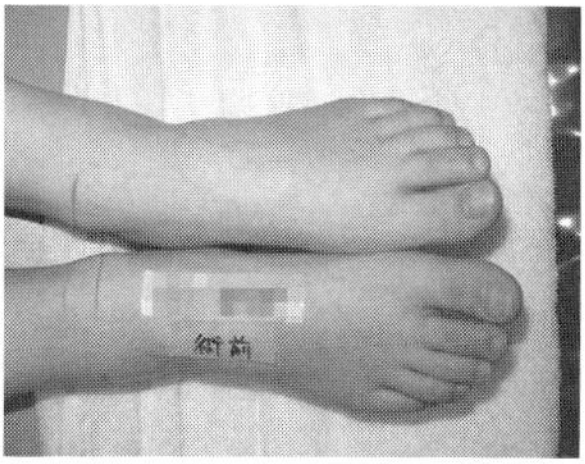

治療前

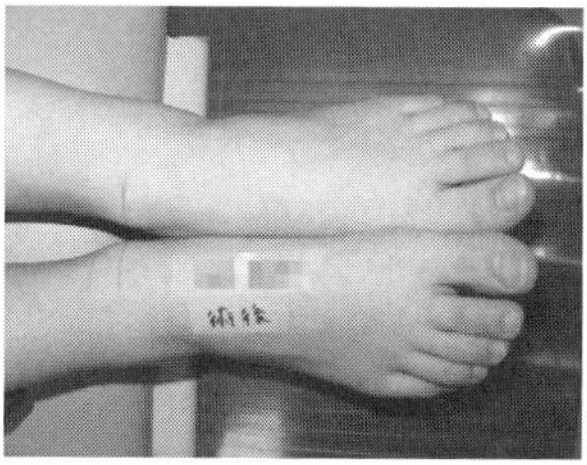

治療後

くなると、認知症のような状態になってしまうこともあります。実際、入れ歯のかみ合わせを正すだけで、意識がしっかりして、ふつうに歩行できるようになった方もいらっしゃいます。

本来、なにも問題なく生活できるはずの方が、かみ合わせがガタガタの入れ歯でものをかみ続けることで、脳への適切な刺激が送られなくなり、ついには認知症になってしまい、介護なしでは生活できなくなるほど悪化してしまう……。そんなことがあってはなりません。

治療で改善した患者さんのなかには、パーキンソン病と診断された方もいました。来院されたときには、もうひとりではとても歩けないような状態でした。しかし、かみ合わせを治していくことで、数ヵ月でふつうに歩けるようになってしまったのです。

いま、歯の世界では、本当に奇跡としかいいようのないことが次々と起こっています。

※インプラントにはとくに「歯中枢説」が重要

入れ歯に代わる治療として、インプラントに注目されている方も多いと思います。インプラントとは、歯が失われてしまったあとであごの骨に人工の歯根を埋めこみ、それを土台として人工の歯を取りつけるものです。これは、歯がなくなってしまった方には有効な、究極の治療といっていいでしょう。

私のクリニックでインプラントの手術を行なう場合、CT撮影装置によって3次元的に手術をしますが、体に埋めこむ人工歯根や人工歯に不適合金属がないよう細心の注意を払い、かみ合わせを調整しながら慎重に行なっています。

しかしインプラント治療の前提は、「歯がない」ことです。こんなにたくさんインプラントに特化した歯科クリニックがつくられたり、テレビや新聞でも広告されたりするということは、裏を返せば日本にはそれだけ歯がない方が多いということにほかなりません。

現在、歯科クリニックに行けば必ずといっていいほどインプラントのパンフレットが置いてあります。生き残り競争の熾烈《しれつ》な歯医者にとって、高価なインプラント治療は貴重な「金のなる木」です。利益率が高いことに加え、患者さんがケアのために継続して来院してくれるからです。

しかし、インプラントは究極の治療法であるが故に、「歯は臓器」とした全身的な視座からの高度な医療技術を必要とします。

いま、世界で10社以上の企業からインプラントが販売されています。しかし、私の場合、安全性と適合性を考慮すると、非常に限られたものしか使うことができません。

さらに、インプラントを植えて冠をかぶせ、自分の歯と同じように「歯は命の秩序と調和を決定づける、脳中枢の一部である」という高度な視点で、かみ合わせバランスを決め、左右の脚の長さをそろえ、指の筋力を余すことなく引き出そうとすると、たいへん高度なかみ合わせ技術が求められます。

インプラントがすばらしい技術であることは、疑いようがありません。歯がよみがえることで、人生のよろこびと若さを取り戻させてくれます。しかし、治療にあたっては、十分に下調べをしてから行なわなければならないのです。

❋歯と記憶力の関係

「歯が1本ない」ということは、「体の一部がない」ことと同じです。

一度抜いてしまった歯は、二度と生えてくることはありません。

そして、失われた分だけ歯から脳に送られる刺激が減り、悪い菌を殺す唾液を分泌する唾液腺は衰え、かみ合わせにも影響します。

生後2週目のマウスを使った実験を紹介しましょう。マウスのあごにある、片方の歯胚（成長すると歯になる細胞の集まり）を摘出して飼育し、その様子を観察したものです。

その結果、摘出した歯胚と反対側の脳の発育が遅れるということが確認されています。

脳細胞から出ている神経は脳の真下で左右交差しているために、摘出した歯胚と反対側に異常が起こるのです。歯がなくなった分、脳に刺激がいかず、最終的に脳の発達を遅らせてしまったという、非常に恐ろしい結果です。

マウスを使った実験では、歯でかむことで、脳内での循環血液量が増えるということも確認されています。さらに、記憶力を高める物質が増えて、頭の回転が早くなることがわかっています。

本来の健康な歯がしっかりそろっていれば、調律がぴたりと合ったピアノのように、歯はかむたびに美しいメロディーを奏で、心地よい刺激を脳に送り、体の免疫機能を適切に保ってくれるのです。

まとめ

- ものをかむ刺激は、自律神経系に影響をおよぼしている。
- おいしいと感じるものをよくかんで食べるだけで、効果の高い頭の体操となる。
- かみ合わせのズレが体をゆがませ、自律神経失調症やうつ病を引き起こすことも多い。
- 歯並びがきれいなことと、かみ合わせが合っているのはイコールではない。
- 歯の数が少なかったりかみ合わせが狂ったりしていると、頭の働きが鈍くなり、記憶力が低下する。

第4章

免疫力は歯が命

❋人はなぜ虫歯になるのか

第2章でも述べたように、虫歯は、虫歯菌と呼ばれる「菌」によって感染します。体を覆って保護する皮膚と同じように、歯の表面には白くて固いエナメル質の層があります。これを虫歯菌が溶かし、歯が欠けてしまった状態のことを虫歯というのです。

虫歯菌は、糖が大好きです。糖を分解するときに酸がつくられ、それが歯を溶かす直接の原因となっているのです。

「糖が虫歯の原因になるということは、甘いものを食べなければいいんだな」と思われるかもしれませんが、そう単純なものではありません。どれだけ甘いものを控えたとしても、現代人が糖の摂取量をゼロにすることはむずかしいでしょう。ごはんやパン、イモの主成分である炭水化物には糖質が含まれていますし、かといって炭水化物を摂らないと、体力が低下したり疲れやすくなったりしてしまいます。

最近は虫歯予防の「プラークコントロール」という言葉が一般的になってきました。「プラーク」とは、「歯垢《しこう》」のことです。プラークコントロールとは、歯についた歯垢

●歯の断面図

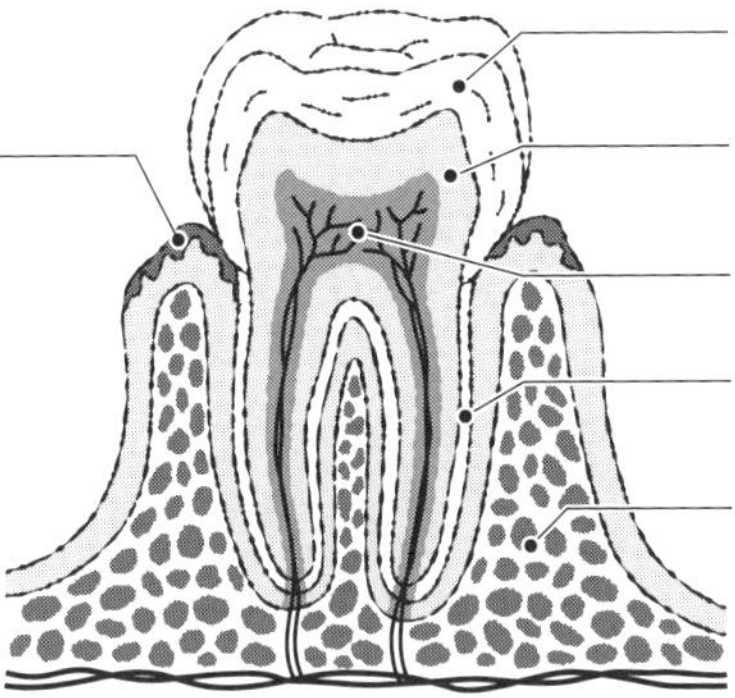

を定期的に掃除して、歯に呼吸をさせ、虫歯を防ぐケアのことをいいます。歯垢を取るのではなく、コントロールするというと違和感があるかもしれませんが、歯垢のすべてが虫歯菌というわけではないのです。

プラーク（歯垢）とは、歯の表面を覆っている、無数の菌が含まれた層のことを指します。その菌のなかに、「虫歯菌」と呼ばれる菌も混ざっています。虫歯菌は歯を溶かす酸をつくる際、「グルカン」という粘着性のある物質をつくります。これが、殺菌作用がある唾液から虫歯菌を守るバリアとなってしまうのです。

歯のエナメル質は人間の体のなかでも

一番固い組織で、歯の内部を守っています。健康な歯のエナメル質は、白く、美しいもので、きれいな六角形の断面をもった細長い板状をしています。

歯は一見、石のように見えますが、私たちが呼吸をしているように、歯も呼吸をしているのです。虫歯菌が出す酸によって少しばかり溶かされてしまっても、溶けてできた空洞に再びカルシウムやリン、フッ素イオンを取りこみ、修復することができるのです。このように、一度虫歯になっても、初期であれば自分で修復する機能を「再石灰化作用」といいます。

しかし、大切な歯の呼吸を妨げるものがあります。それが、虫歯菌とそれを守るグルカンによって形成されたバイオフィルムなのです。

バイオフィルムは、うがいをしたくらいでは歯からはがれません。これを取り除くには、ハブラシでゴシゴシとみがいてはぎ取ることが一番効果的なのです。

しばらくハミガキをしないでいると、プラークのなかのバイオフィルムはどんどん増殖し、エナメル質を覆って窒息状態にしてしまいます。そうなれば再石灰化作用で初期の虫歯を治すこともできません。最後には力つきて、完全な虫歯となってしまうわけです。

※虫歯はコレラやペストと同じ「感染症」

しかし、そもそもその「虫歯菌」は、どこから発生してくるのでしょうか。

生まれてきたばかりの赤ん坊の口に、虫歯菌はいません。これはコレラやペストと同じように、感染する菌なのです。

恐ろしいことですが、以前は学校などで行なわれる歯科検診で、大勢に感染させているということもありました。歯を診察するための器具を、十分に消毒しないまま使い回したことで、一人の虫歯菌が全員に感染してしまったのです。

これは、いまだに「虫歯は感染症」だという認識が低い、一部の歯科医院で起こっている可能性があります。歯科治療に使う器具は高価なので、何本もそろえるとずいぶんコストがかかってしまいます。その結果、意識の低い歯科医は同じ器具を機械につけたまま、アルコールガーゼでさっと拭くだけで、虫歯菌が完全に殺菌されていない器具を使い回している場合があるのです。このことが、B型、C型肝炎の感染の原因になっているという説もあります。

また、歯科では「バー」と呼んでいる切削具や歯の神経を治療する器具も、安易に使い回していることがよくあるようです。

私のクリニックでは、一人ひとりの患者さんに使う器具は数十セット用意していますし、毎回完全消毒したものをパッキングし、治療をするときにそのつど開けて使うようにしています。また、バーも完全滅菌されたものを毎回準備しています。

大げさなように思う方がいるかもしれませんが、これはあたりまえのことなのです。

歯科医師としての使命を忘れ、「誠」を失ってしまっている人が多いように思います。

コレラやペストが世のなかに蔓延することを防ぐのと同じように、虫歯菌を根絶させることは、本来国をあげて行なっていかなければならないものです。

しかし、日本はそれに出遅れたばかりか、いつまでも「虫歯になってから治す」というスタンスを取り続けています。「歯の真の健康達成」という目的が忘れられ、手段が目的化してしまっているのです。

まずは一人ひとり、みなさんがこのことを意識していくことがとても重要です。

※ 歯槽膿漏は「歯が菌から逃げる病気」

「歯周病菌」と呼ばれる菌もまた、やっかいな存在です。虫歯菌とはまた違う菌群のことを指し、歯肉溝や歯周ポケットの奥で繁殖します。

プラークのなかで歯周病菌の繁殖が進むと、歯周病が起こり、さらに進行すると歯《し》槽膿漏《そうのうろう》となってしまいます。それをそのまま放置すれば、しだいに歯がグラグラとしてついには抜けてしまうという恐ろしい病気です。

歯槽膿漏は「歯が溶けてやせ細る」病気だと思われていますが、実際は歯周病菌が直接歯を溶かしているのではなく、「歯が歯周病菌から逃げていく病気」とイメージするといいでしょう。

正確にいうと、歯槽膿漏は「歯槽骨」という、歯を支えているあごの骨の一部が溶ける病気です。歯のケアを怠るとプラークが溜まり、歯肉溝や歯周ポケットに炎症が起こり、歯が破壊されます。すると、プラークのなかにうようよしている雑菌が歯に侵食してきます。それがもし歯槽骨に入ってしまえば、骨髄炎になってしまいます。

これは、骨の組織に細菌などの微生物が感染して化膿《かのう》するもので、死亡する可能性すらある恐ろしい炎症です。

身の危険を感じた歯槽骨は、自分の骨を溶かすことでみずから後退していくわけです。

❊歯を抜くごとに免疫力が弱くなる

虫歯や歯槽膿漏で歯の数が減ると、体にどのようなことが起こるでしょうか。

第3章で述べたように、歯の数と唾液の量には深い関係があります。歯を抜くことで、唾液の量が減ったり、唾液の濃度が薄まってしまったりすることは、生きていくうえで欠かせない人間の「免疫力」を低下させることにつながります。免疫とは、簡単にいうと、人体の自然回復力のことです。歯を健康にし、正常に唾液が出るようにすることは、自分の命を守ることでもあるのです。

唾液は食物の消化を助ける役割のほかに、外から口のなかに入ってくるさまざまな悪い菌をシャットアウトする役目を果たしています。虫歯菌や歯周病菌と戦う作用が

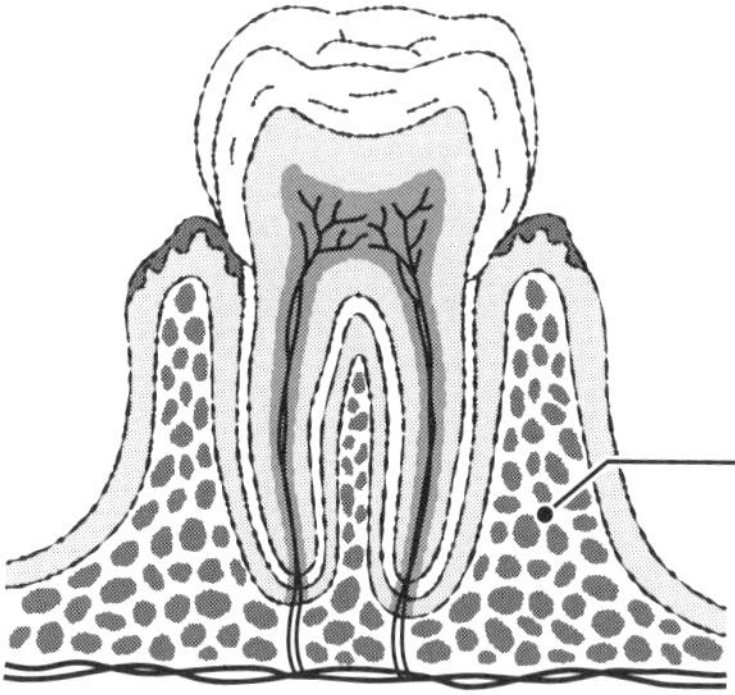

あることは先に説明しましたが、唾液にはそれ以外にも、いろいろな菌をおさえる抗体が含まれているのです。

子どもの頃、大人から「けがをしたらつばをつけておけば治る」とよくいわれませんでしたか？　唾液に含まれるラクトフェリンなどの成分は、鉄分と結合して細菌の繁殖をおさえる効果があります。他にもパーオキシダーゼ、リゾチーム、IgA免疫グロブリンなどの殺菌因子が含まれています。動物が傷をなめて治すのは、唾液に免疫作用があることを本能的に知っているからかもしれません。

唾液は、菌の侵入を入口でくいとめてくれます。歯は、生きるためのエネルギーを食物から取りこむために使われます。また、口は生きていくための酸素を取りこむ場所でもあります。よく考えればそれだけでも、この場所のコンディションを整えておくことが重要だとわかります。

口腔ケアで口のなかをよい状態に保っておくことが健康にどれだけの効果をもたらすか、私はいままで診てきた７０００人以上の患者さんに教えてもらいました。歯は、人間の命を支える臓器なのです。

❊安易な歯科治療が低体温を招き、免疫力を弱める

最近は平熱が35度台の、いわゆる「低体温症」といえる症状の方がとても増えています。いまではさまざまな分野の方がこのことについて警告をしているように、体温が低いということは、それだけ病気を起こしやすい体になってしまっているということです。

よく、「体温が1度下がると、免疫力が40％下がる」などといわれますが、そもそも低体温症を起こしている原因は、「歯」である可能性があるのです。このことは、すでに学会でも報告しました。歯に問題がある方に風邪をひきやすい方が多いのも、

●かみ合わせの治療で体温が上昇する

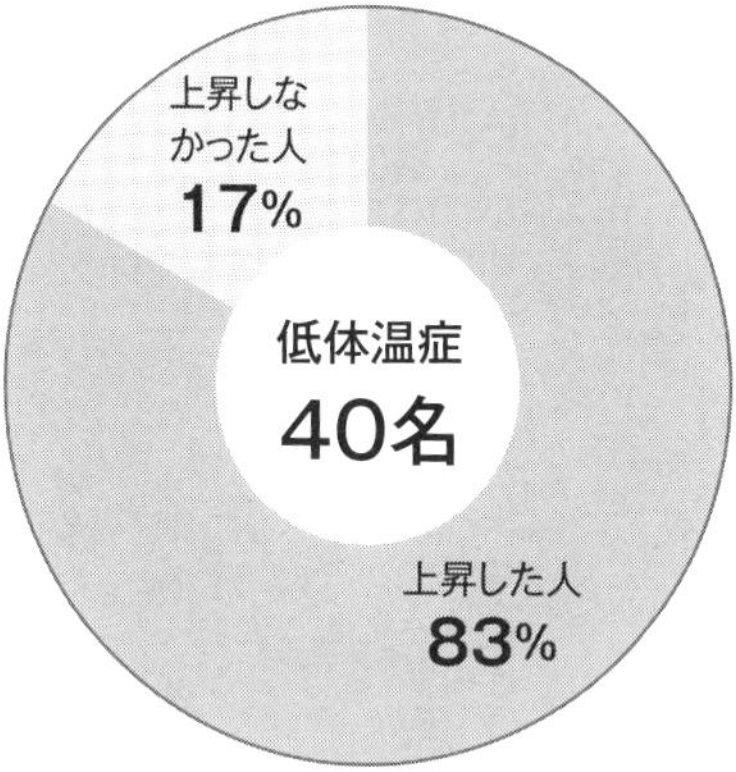

体温が36.0℃未満の低体温症の人にかみ合わせの治療をすると、平均で0.58℃、最大で1.2℃の体温の上昇が見られた。

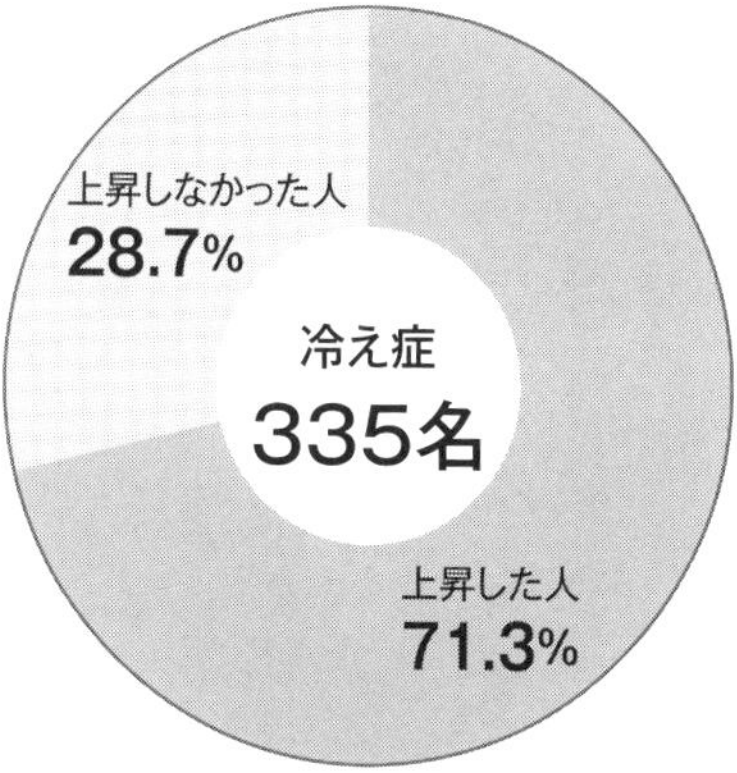

体温が36.0℃以上36.5℃未満の冷え症の人にかみ合わせの治療をすると、平均で0.38℃、最大で0.8℃の体温の上昇が見られた。

（治療前と治療後を同時間帯にて計測）

そのためです。

私のクリニックでは、初診のときに、全身のあらゆる部分をチェックしています。その項目のひとつとして、体温を測ってもらっています。

歯を本来あるべき状態に戻すと、いままで「冷え症」だと自覚していた方のほとんどが、「手足がポカポカしてきた」とおっしゃいます。実際に測ってみると、体温が上がっているのです。歯のゆがみが取れたことで体のゆがみも取れ、脳中枢神経系の機能が正常になり、血流がきちんとスムーズにいくようになったことで体温が上がるのです。

不適切な歯科治療は、免疫力を下げてしまいます。いまでは歯を再生させる研究も進められていますが、まずは歯を抜かなければならないような虫歯をつくらないことがいちばん大切です。虫歯ができてしまったら、それを進行させない歯科治療を行なってくれる歯科医院を選んでください。

血圧は歯が決めていた

「いきいき老人健康度調査」では、九州大学電算機センターの大型コンピューターを使って約1年もの時間をかけて解析した結果、唾液の出方やタンパク質の濃度を決める要因として、歯が大きな役割を担っていることがわかりました。

それまでの歯科医の常識からは想像もできなかった、おどろきの事実でした。

さらに私に衝撃を与えたのは、「血圧」との関係です。あらゆる視点から取り組んだ膨大なデータ分析の結果、人は歯の数によって血圧が変わっていることがわかったのです。研究を進めると、ひとつひとつの歯によって、血圧が上がったり下がったりする可能性も出てきました。

私はこのことを、すぐに学会で発表しました。すると、座長からも「驚愕の内容」という趣旨のコメントが出され、その発表をきっかけにして国家予算がつくことになりました。歯と全身の関係についての研究が進められることになったのです。

クリニックへ来院する方のなかには、高血圧症で悩んでいる方もいます。「病院で処方された薬を何年も飲み続けているが、いっこうに治らない」という方は、その原因が「歯」にある可能性があります。

患者さんにそのことを伝えると、最初はとてもおどろかれますが、治療を終えると、実際に結果が数値として出てくるので、とてもよろこんでいただいています。

ある患者さんは私のクリニックでかみ合わせを治したあと、10年間ずっと苦しんできた高血圧症が劇的に改善したということで、病院の計測データをもってきて見せてくれました。

これは逆に低血圧の方にもいえることです。本来あるべき健康な歯が整えば、体全体のゆがみも整い、血圧も正常値に戻るのです。高血圧、低血圧に関係なく、同じような事例はほかにもたくさんあります。

❊「電磁波」への抵抗力は歯が決め手になる

日本ではまだ議論される場が少ない電磁波ですが、その危険性について、世界ではさまざまな研究が進められています。

ある一定の電磁波を浴びて育った子どもは、小児白血病になる確率が数倍上がるという研究データもあり、WHO（世界保健機関）はその危険性を認めて、送電線などから出る電磁波の環境保健基準を設定しています。

●かみ合わせの治療で高血圧が改善した例

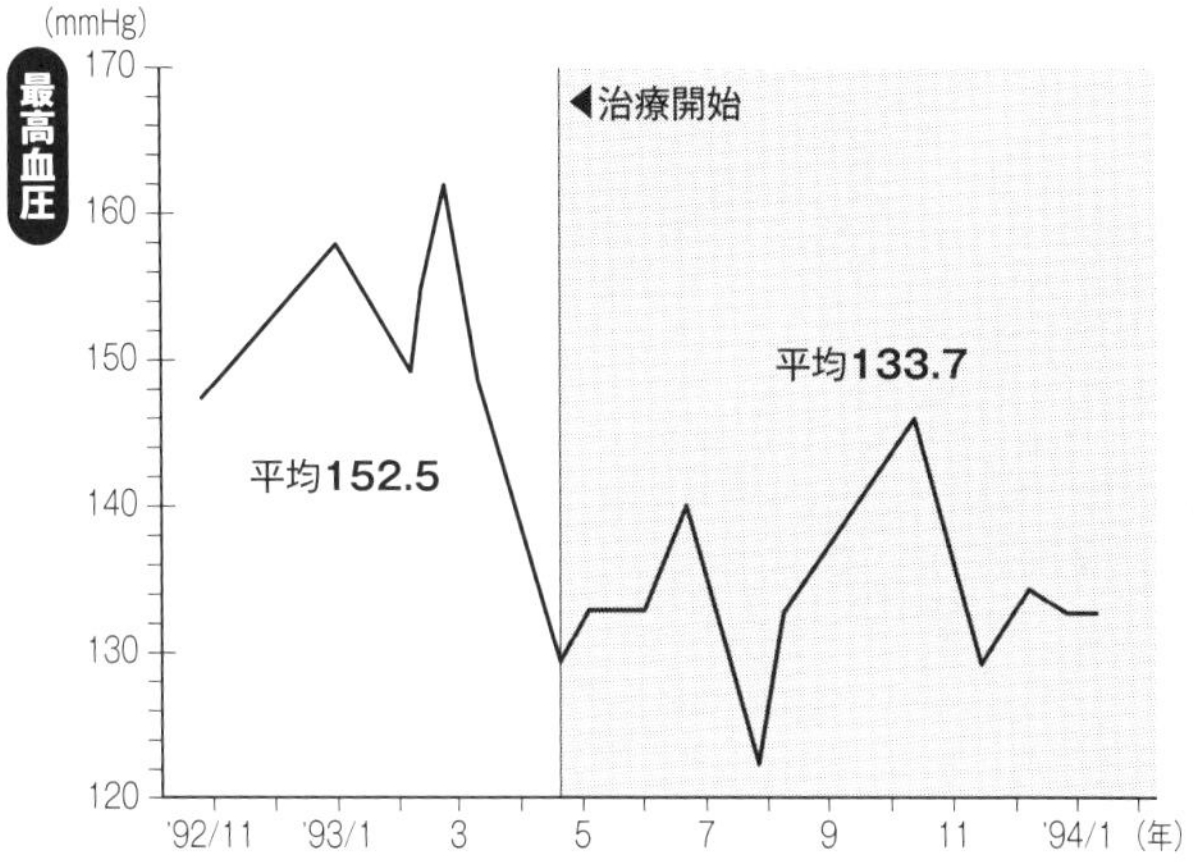

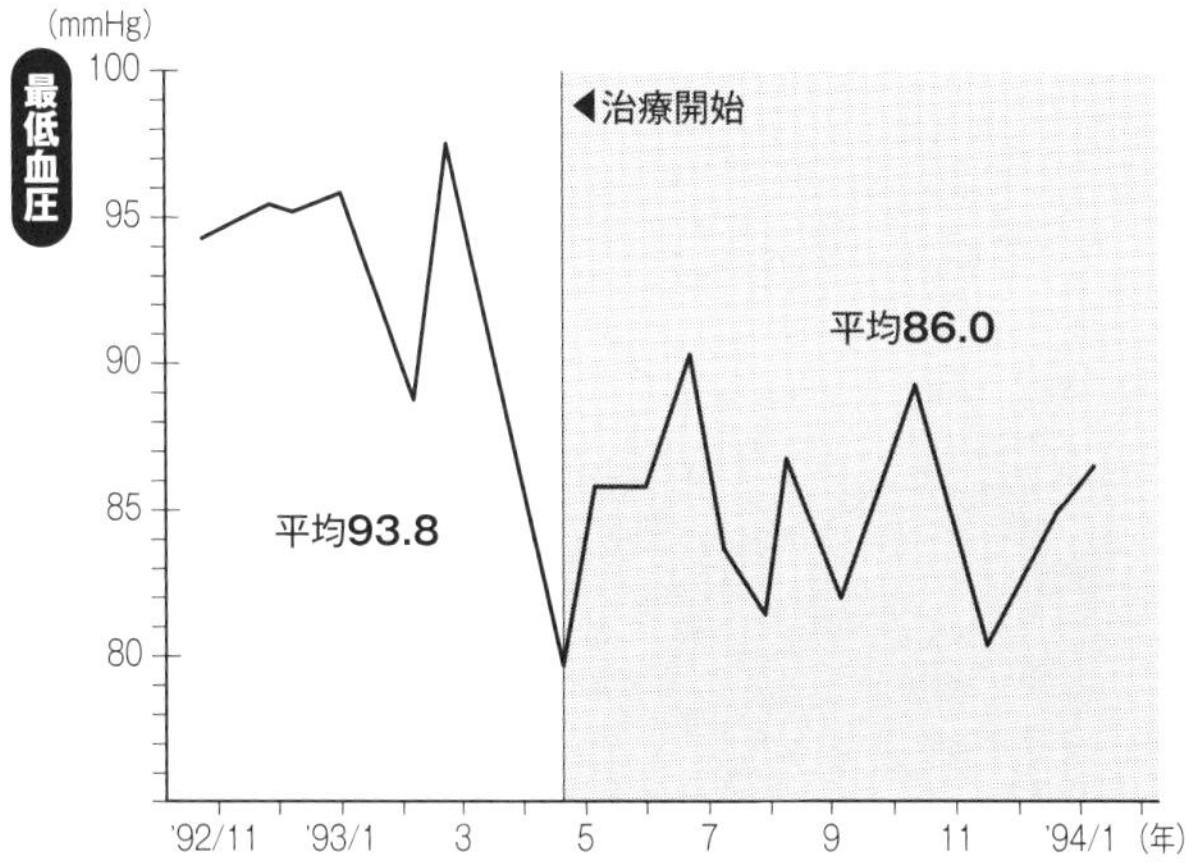

見えない汚染である電磁波の恐ろしさは、なかなか実感しづらいと思います。しかし私のところに来る患者さんのなかには、「電磁波過敏症」といわれる方も数多くいらっしゃいます。

パソコンや携帯電話、電子レンジやドライヤーなどはとくに電磁波が強く、その安全性について問題視されています。また、それ以外にも私たちは電磁波を発生させているたくさんの電気製品に囲まれて暮らしています。そのほとんどに対して過敏に反応してしまう電磁波過敏症の方は、本当につらい毎日を送っているのです。

電磁波は、分厚いコンクリートの壁も素通りしてしまいます。マンションなどで暮らしている方は、自分の家だけではなく、上下左右の家から発せられる電磁波まで毎日浴びていることになります。電磁波は、発生源から近ければ近いほど影響が大きくなるので注意が必要なのです。

長時間パソコンに向かって仕事をしたり、携帯電話を直接耳にあてて長電話をしたりしていると、すぐに疲れてしまったり、頭痛がしたりすることはありませんか？

現代人は、電磁波障害と無縁ではいられないのです。

現代社会で生きていくためには、あらゆるところにあふれている電磁波に対して、それをはねかえせるほどの体の抵抗力が必要になってきます。そして、驚くべきことに、健康な歯には、電磁波に対抗する力が宿っているのです。

電磁波障害については、症例となった患者さんがたくさんいらっしゃいますので、いくつか紹介しましょう。まずは36歳の女性からいただいた感想です。

「とくにこれといった症状はなかったのですが、姉と母にすすめられ、私も治療することにしました。ふだんはあまり気にもしないのですが、寝不足の時や、長時間パソコンに向かっていると、頭痛がしてくることはありました。

それが、一度治療をしただけで、ぜんぜん起こらなくなりました。それからは、全く頭痛とは縁が切れています。体調もよく、体も軽く感じられて、なんだか不思議な気がしています。これからは、もっと歯を大切にしていこうと思っています。ありがとうございました」

もう一人、52歳の男性からも、こんな言葉をいただいています。

「以前は右首うしろから右肩にかけて、重苦しく、いつも気分が悪かったのですが、いまはほとんど感じません。また、前はパソコンの前に座って作業をしていると、5分もすると気分が悪くなり、吐き気を感じましたが、いまはパソコンを使った仕事を長時間しても気分が悪くなることはありません。まだ、自律神経の薬を服用していますが、徐々に減らしていくつもりです」

また、ある48歳の女性は昔から甘いものが好きで、子どもの頃からずっと歯科医に通っていたそうなのですが、36歳のときに一大決心。この際、悪い歯をすべて治そうと歯科医院で治療を進めていると、「不要な歯」といわれて親知らずを4本抜かれてしまいました。その直後、自分でもかみ合わせの悪さを感じはじめました。

とくにつらい症状があったわけではないといいますが、それでも「ときどきひざが痛い」「肩コリ」「頭重感」「腰痛」などの症状があり、体が重く、仕事中に集中力が低下しているのを感じていたそうです。そんなとき、たまたま新聞に掲載されていた私の記事を読んで来院されました。彼女からはこんな感想をいただいています。

「治療後、痛みなどの症状が少しずつやわらいでいき、じきに痛みはなくなりました。仕事でディスプレイを扱っていますが、不適合金属を取ってからは集中力が戻ってきたようです。これも電磁波の影響だったのかもしれません」

多くの症例と治療後の結果が、電磁波障害とかみ合わせ、歯に詰めた不適合金属の関係を証明しています。

また、かみ合わせ治療をすると、不思議な現象が起こります。10本ものドライヤーを頭上にかざしてスイッチを入れても、本来起こるはずの電磁波障害による筋力の低下が起こりません。

さらに、体から50センチ以上離してドライヤーのスイッチを入れると、逆に筋力が向上する現象が起こります。電磁波に対して、マイナスの電磁波エネルギーがプラスのエネルギーに変わったかのような反転現象が起こるのです。

本当に不思議なのですが、このことは、歯臓治療をはじめてからずっと見続けていることです。人体には、ときに思いもよらない力が眠っていることがあるといいます。もしかすると、それを引き出す鍵が歯にあるのかもしれません。

❋「アトピー」「花粉症」はお粗末な治療から起こる!?

体に合わない金属や非金属性の詰め物によって、異常な免疫反応を起こすことがあります。反応しなくてもいい程度の量なのに、過敏に反応してしまう、いわゆる「アレルギー反応」です。

すぐわかる症状としては、目の周囲や首、ときには全身に発赤《ほっせき》が出たり、口のなかの粘膜や体の皮膚の表面にアトピー性皮膚炎に似た症状が出たり、口のなかに白い網目状のまだら模様ができる扁平苔癬《へんぺいたいせん》、ウミが次々できては治る掌蹠膿疱症《しょうせきのうほうしょう》、小さい水ぶくれができる異汗性湿疹《いかんせいしっしん》といったものです。

またそのほかにも、鼻炎や花粉症、気管支炎といったアレルギー性疾患や、リューマチなどの自己免疫性疾患の発症などに関係していることも強く疑われます。

金属ではなくても、治療中の歯に詰める合成樹脂や詰め物の接着に使う接着剤など、歯の治療で使われる材料のなかには、人によってアレルギー反応を起こすものがあります。そういったものも、歯に詰められたあと、食事をするときなどに少しずつ削れたり、溶け出したりして体内に取りこまれていきます。

歯とは一見関係のない部分で、アレルギー症状が起こりうるのです。歯の治療をする際は、心臓に人工の弁をつけるのと同じくらい、やり方にも素材にも細心の注意を払う必要があります。

疲れやすくなったら歯の異常を疑う

「なんだか最近、すごく疲れやすくなった」「○歳を超えたらガクッと体力が落ちた」なんていうのが、まるで口ぐせのようになってしまっている方はいませんか？ あなたは、本当に仕事の忙しさだけで、また、少しばかり年をとったから、そのようにいつも疲れてしまっているのでしょうか。

体が疲れやすくなったとなげく方は、口をそろえて「昔はこうじゃなかったのに」「若い頃は元気がとりえだったのに」といいます。力がみなぎっていたかつての自分を知っているからこそ、いまの自分の体に衰えを感じ、なげいているわけです。まわりを見ても疲れている方が多いので、自分ももれなくそこに当てはまり、「仕方のないことだ」とあきらめてしまっています。

夜は十分な時間しっかり寝ているのに、朝起きてもまだ疲れが残ってしまっているという方は、体の機能が正常に働いていない可能性があります。「疲れ」そのものが、体から発せられているSOS信号なのです。

近頃よくいわれるようになった東洋医学の「未病」や、西洋医学での「不定愁訴」にあたるものは、「どこか体の調子がおかしいぞ」という、病気になる前のサインです。それもまた、歯の病気やかみ合わせの狂いから起きている体のSOS信号である可能性は少なくありません。

本当にマイクロメートル単位のことですが、かみ合わせが狂っていると、ものをかむときに使われる咀嚼《そしゃく》筋群が異常な緊張状態となり、不調和を引き起こします。そのせいで体すべての筋肉の慢性的な緊張状態が続くので、それによるコリや痛みが起こり、いつも体にストレスを抱えている状態になってしまうのです。

これは、骨格筋につながっている骨盤や、背骨・脊柱のゆがみにまで発展してしまいます。体の基礎を支えているこれらの骨がゆがんでしまうわけですから、そこからさまざまな不調が生まれてくるのも当然です。

ゆがんだ脊柱の終点に、おみこしのようにして乗っている人間の頭部には、脳の中枢神経系があり、これも機能低下を起こしていきます。また、全身の異常な緊張状態が続くと、体にかかるストレスはますます増え、そこから脳の機能が低下させられる可能性も出てきます。まとめると、次のような流れとなります。

歯の不調・かみ合わせの狂い
↓
咀嚼筋群の異常緊張・不調和
↓
全身の骨格筋や内臓筋の不調和
↓
慢性的な筋緊張性の痛みやコリ、常時ストレスの増大→脳の機能低下
骨盤や脊柱のゆがみ
↓
脳中枢神経系の機能低下

歯を失うことや、かみ合わせの狂いは、脳の中枢神経系に直接影響をおよぼすと考えられます。

脳の中枢神経系といえば、人の体の状態を管理、調整して、指令を行なうところですから、それが狂ってくれば、体全部の調和が乱れてくることになります。この初期段階が、「疲れ」として、あなたの体に表れている可能性があるのです。

❊歯は第二の腎臓

私は、歯を「第二の腎臓」のようなものととらえています。腎臓という臓器は、そのなかで血液を循環させながら、血液をろ過して、体全体の毒素を取り除いてくれています。

歯も、一見ただの固い石ころのようですが、そのなかには1本1本血が通っているれっきとした体の臓器なのです。

もし血が通った歯という臓器のすぐ上に、水銀のたっぷり入った、体に合わない銀歯の詰め物が24時間いつも覆いかぶさっているとしたら、問題が起きてこないほうが不思議です。

また、歯周病が口のなかで蔓延していると、そこから菌が体内にまで侵入し、血栓《けっせん》ができやすくなって、心筋梗塞《しんきんこうそく》や脳梗塞を起こす危険性があるということも報告されています。

先日も、あるテレビ番組で「バージャー病」という、脚の血管に血栓が詰まって、組織が壊死していく病気が取り上げられていました。この血栓の中に、ジンジバリスと呼ばれる歯周病菌が発見されるのです。歯周病の恐ろしさがおわかりいただけるのではないでしょうか。

逆にいえば、歯の1本1本が健康な状態に保たれていれば、そこから体全体にもいい影響が広がっていきます。全32本の歯がどのような状態にあるかで、体は確実に変化していきます。

「疲れやすい」ということをあたりまえのこととせず、そこに真正面から向き合ってください。いまそこできちんと対処することができれば、後々の病気の発症も未然に防ぐことができます。

❋かみ合わせと放射能汚染

あってはならない現実。それが福島原発事故でしょう。放射能汚染の規模はロシアのチェルノブイリの事故を超える可能性がささやかれています。チェルノブイリでは原発1基の事故でしたが、福島原発はすでに1、2、3号機がメルトダウンし、さらに4号機も再臨界の可能性が指摘されています。

4機の原発事故は、世界でも未曽有《みぞう》のことであり、殊に福島原発に近い地域の方々はご不安なことと、お察し申し上げます。また、日本全国、そして世界中がこの放射能汚染の影響を軽微ではあっても受けざるを得ないでしょう。すでにヨーロッパでも放射能汚染が確認されているようです。

この放射能汚染からのサバイバルのひとつの可能性が「歯のかみ合わせ」にあると、科学者の一人として考えています。

歯は脳と全身の統御において決定的な役割を担っています。歯が真の健康状態であれば、当然、体温が上昇し免疫力も自然治癒力も高まり、ガンの抑制効果も向上すると考えられるからです。

さらに、前にも触れましたが、かみ合わせの治療をすると、体がマイナスの電磁波エネルギーに対してプラスのエネルギーに転換するような、不可思議な反転現象が認められるのです。

しかも、この効果は一度かみ合わせ治療を行うと、たとえかみ合わせが変わっても持続します。

いまのところ15年以上、その効果が持続することを私は確認しています。

まとめ

- 初期の虫歯であれば、歯は自分でカルシウムやリン、フッ素イオンを取りこんで修復する「再石灰化作用」をもっている。

- 歯の数が減ると唾液の出が悪くなり、唾液の免疫力によって菌をシャットアウトすることができなくなる。

- かみ合わせを治すと、80%以上の人の体温が上昇した。

- 歯と血圧には密接な関係がある。歯を整えると体のゆがみも整い、血圧も正常値に戻ることが多い。

- いつも疲れが残っている人は、歯のかみ合わせが狂って体が常にストレスを抱えている可能性が大きい。

第5章

毒になるハミガキ、
薬になるハミガキ

❋ハミガキにハミガキ粉はいらない

人から人へ感染する虫歯菌・歯周病菌は、歯を、私たちが知らないうちにむしばんでいきます。徐々に進行していくその被害は、まるで気づかないうちに家の床下に侵入して柱をかじり、最後には家を倒壊させてしまうシロアリのようです。

コレラやペストのように、すぐに目に見える害を引き起こす感染症であれば、人々はもっと注意をしたはずです。しかし、虫歯の被害はすぐに人を死にいたらしめるわけではありません。真綿で首を絞めるように、じつに残酷なやり方で、じわじわと苦しめていくのです。

ハミガキをすると、歯に新鮮な空気を送りこむことができます。虫歯菌も歯周病菌も、空気を嫌います。

ハミガキは、安易にハミガキ粉を使うことよりも、ハブラシで菌をこそげ取ることが、もっとも有効です。それは、多くのハミガキ粉には「合成界面活性剤」が使われているからです。

みなさんは合成界面活性剤というものをご存じでしょうか。まず、合成ではないふつうの「界面活性剤」について説明しましょう。

界面とは、2つの異なる物質の境界面のことです。2つの混じり合わない物質の間には、必ず界面が存在します。水と空気の界面や水と油の界面、口のなかを見ても、歯と水の界面や歯垢と水の界面など、たくさんの界面が存在しています。

界面活性剤とは、このような界面の性質を変え、水と油を混ぜ合わせることができるものです。

たとえば酢と油と卵でできているマヨネーズは、本来は混ざり合わないはずの水分と油が、混ぜたあとも分離せずにクリーム状のまま保たれています。これは、卵のなかにあるレシチンという成分が界面活性剤となっているためにできることです。

それと同じようにして水と油を混ぜる方法が、日常生活のあらゆるものに活用されています。

たとえば、顔につける乳液なども水分と油分でつくられていますが、時間がたっても分離することはありません。また、シャンプーやリンス、食器洗いや洗濯用の洗剤には、油汚れを浮き出させて落とすために、このやり方が応用されています。

そして、物質を合成させてつくる界面活性剤を合成界面活性剤といいます。合成界面活性剤にもアミノ酸・タンパク質・コラーゲンなどの天然成分からつくられるものがありますが、ほとんどはステアリン酸PEGや、ポリソルベート60などの化学物質が使われています。

これが、私たちの健康に害をおよぼしているといわれているのです。

合成界面活性剤はタンパク質を壊します。そのため、人の皮膚につけると、しっしんやかぶれ、アトピー性皮膚炎などの原因となります。さらに恐ろしいのは、合成界面活性剤には高い浸透性があり、皮膚や粘膜の角質層も通過して体内に吸収されていくということです。

多くの化学合成物がそうであるように、体のなかに吸収された界面活性剤は分解されません。そのため、肝臓障害を起こしたり、発ガンをうながしたりする危険性があるのです。

そのうえ、この物質は残留性もきわめて高いのが問題です。食器でも衣服でも、合成界面活性剤が入った洗剤で洗ったものには、すすぎでは落としきれない多くの合成界面活性剤が残っています。

それがまた汗や空気中の水分に溶けて皮膚に付着したり、食物についたりして吸収されている可能性があるのです。

❊「合成界面活性剤」が歯の健康を邪魔する

しかし、この問題に対して一番直接的に、一番人体に悪影響をおよぼしていると考えられる製品は、毎日のハミガキのときにハブラシにつけるハミガキ粉です。多くのハミガキ粉には合成界面活性剤が使用されているのです。これが毎日、私たちの口のなかの粘膜を通して大量に体内に蓄積されていきます。

口のなかにはストレプトコッカス・サンギスという善玉菌がいます。これが日々、虫歯菌のストレプトコッカス・ミュータンスと戦ってくれているのですが、そのサンギスの働きをも、ハミガキ粉の合成界面活性剤は妨害しています。

善玉菌のサンギスは、歯の保護膜ともいえる唾液由来の糖タンパク物質をつくることができます。その物質があることで、サンギスは歯の表面に定着することができます。

いっぽう、悪玉菌のミュータンスは糖タンパク物質をつくることができませんから、いつもは善玉菌のサンギスが歯の表面を覆い、優勢な状態になっています。

ところがここに、「ラウリル硫酸ナトリウム」などに代表される合成界面活性剤入りのハミガキ粉を投入すると、話は変わってきます。

合成界面活性剤はせっかく虫歯菌から歯を守ってくれている、善玉菌と歯のかけ橋を邪魔します。

歯の保護膜である糖タンパク物質をはぎ取り、歯の表面物質の状態まで変えてしまって、善玉菌のサンギスが歯の表面に定着できず、生きられない環境をつくり出してしまうのです。

善玉菌が弱まれば、それだけ虫歯菌が口のなかで繁殖しやすくなります。ハミガキ粉は、虫歯を防ぐというよりも、むしろ助長しているとさえいえるものなのです。

私は、子どもたちが合成界面活性剤を含むハミガキ粉を使わないだけでずいぶん虫歯が減ると考えています。どうかお子さんがいる方は、子どもたちと一緒に唾みがきをしてください。

ある患者さんは、いつもハミガキ粉を使って、寝る前に3分程度歯をみがいていました。ところがある日、いつもどおりにハミガキ粉を使ってハミガキをしていたら、どうしても気になるテレビ番組があったので、それを見ながら15分ほど歯をみがいたそうです。すると、すぐにのどが痛くなってしまったといいます。しかも翌朝になるとのどが炎症を起こして、風邪をひいてしまったのです。

おそらく、ハミガキ粉の合成界面活性剤が口の中やのどの粘膜を破壊し、バリアがはがれて無防備になってしまったところにウイルスが入りこんだのでしょう。

ちなみに、口のなかでは舌下も、ここから浸透させて薬を投与する方法があるほど体に薬品が吸収されやすい部分です。ハミガキ粉は飲みこまないから関係ないと思っている方がいるかもしれませんが、口のなかにものをいれるということは、いくら慎重にしてもしきれないほど体の健康と直結しています。

❊「唾液みがき」が一番いい

私は、ハミガキ粉を使わずに、唾液だけで歯をみがくことをおすすめしています。

唾液こそが、人間の健康を維持していくための免疫力の源であり、口のなかをいい状態に保ってくれる天然のハミガキ粉なのです。

私自身、ここ30年はハミガキ粉を使っていません。みなさんもまずは1週間、ハミガキ粉なしの生活を実践してみてください。そのあとにハミガキ粉を使うと、こんなにもごはんがおいしくなくなってしまうのか、と気づくと思います。

唾液みがきをはじめると、すでに歯の表面についてしまっている細かい傷に食べ物の色素が沈着して、茶渋のようについてしまうことがあるかもしれません。そういうときは神経質にならず、たまにはハミガキ粉でみがいても問題ありません。気分のリフレッシュのためにも有効です。

ハミガキ粉が問題なのは、必要もないのに毎日、習慣的に使ってしまうことです。そうなれば常に口のなかの善玉菌サンギスの働きを妨げてしまうことになります。どうしてもハミガキ粉を使いたい場合、最低限の安全策として、合成界面活性剤の入っていないものを選ぶことをおすすめします。

鏡の前で泡をぶくぶくさせてみがく習慣は、テレビのコマーシャルに踊らされているものです。実際にぶくぶくさせていると、それだけですっきりした気もちになってしまい、十分にみがかないまま終えてしまうことが多いのです。

この章では具体的な歯のみがき方について、正しい方法を説明していきたいと思います。

ハミガキを楽しむことが大切

みなさんは毎日、どのようにハミガキをしていますか？ そう改めて聞かれると、困ってしまうでしょうか。

そこで「ふつうだよ」なんて答える方は、おそらくとくに意識することもなく、我流のハミガキをしているのだと思います。

でも、もしそれでいままでに虫歯や歯周炎を起こしたことがあるなら、それは「みがいたつもりでも、じつはきちんとみがけていなかった」ということです。日本人にこれだけ虫歯が多いことを考えると、多くの方は残念ながらハミガキの仕方がまちがっているのです。

まず、毒となる化学物質がたくさん入った泡を、毎日ぶくぶくさせてやるようなハミガキは、すぐにでもやめてもらいたいと思います。

先に紹介した合成界面活性剤も問題ですが、「歯を白くする」とうたっているハミガキ粉には研磨剤が入っていることが多く、大切な歯のエナメル質に傷をつけてしまう恐れもあります。

また、歯のまちがったみがき方で歯ぐきを傷だらけにしてしまい、歯ぐきが縮んでしまったり、歯を削ってすり減らせてしまうこともあります。やみくもに電動ハブラシを使ってみがきすぎているケースや、歯のすきまや奥のほうまで届かないようなハブラシで、力まかせにみがいて傷ばかりつけてしまっているケースもあります。

私は20年以上、歯の「臓器」としての働きを研究しながら、口腔ケアの方法やハミガキの仕方について研究してきました。その結果、現在クリニックで患者さんに指導しているのが、「わくわくハミガキ健康法」と呼んでいるやり方です。

多くの方は子どもの頃、お母さんに「ハミガキをしなさい！」と怒られたり、学校の先生から「給食のあとにはハミガキをしなければいけませんよ！」といわれたりしながら育ったと思います。

残念なのは、そこでみなさんがハミガキに対してどこか苦痛と義務感を覚えるようになり、「しなければいけない面倒なもの」としてハミガキをするようになってし

●「わくわくハミガキ健康法」8つの法則（その1）

法則1

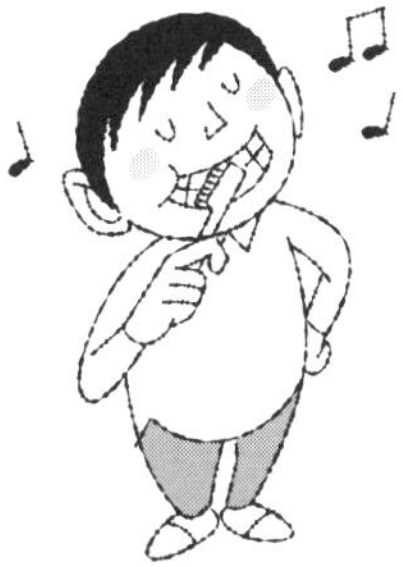

楽しみながら

まずは気もちが大切!
ハミガキの楽しさを知りましょう。

法則2

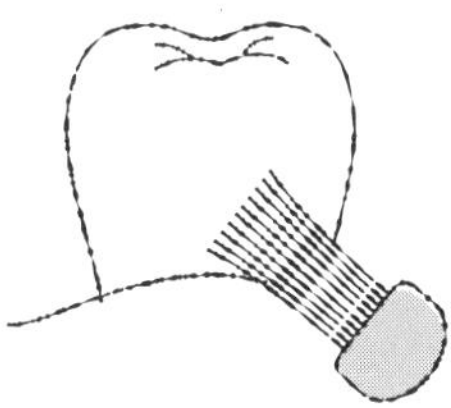

唾液みがき

一番いいハミガキ粉は、
自分の唾液です。

法則3

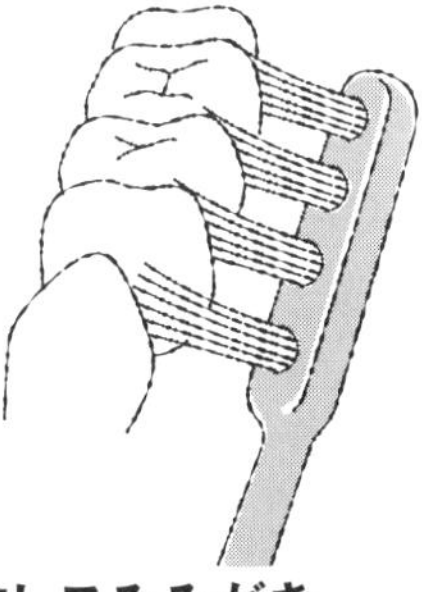

差しこみみがき

歯と歯の間にハブラシの毛先を
差しこむようにみがきましょう。

法則4

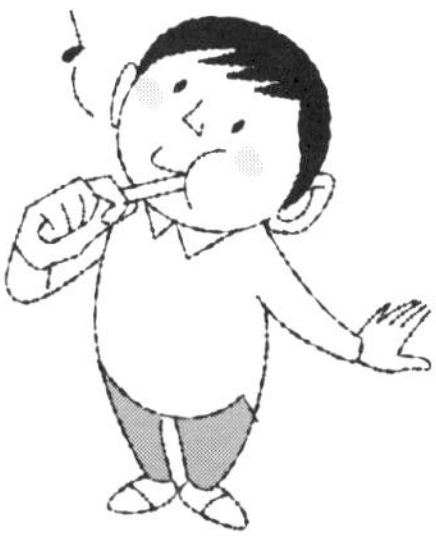

口閉じ奥歯みがき

奥歯は口を閉じるようにして
みがきましょう。

（→129ページへつづく）

●ハミガキのハッピーポイント

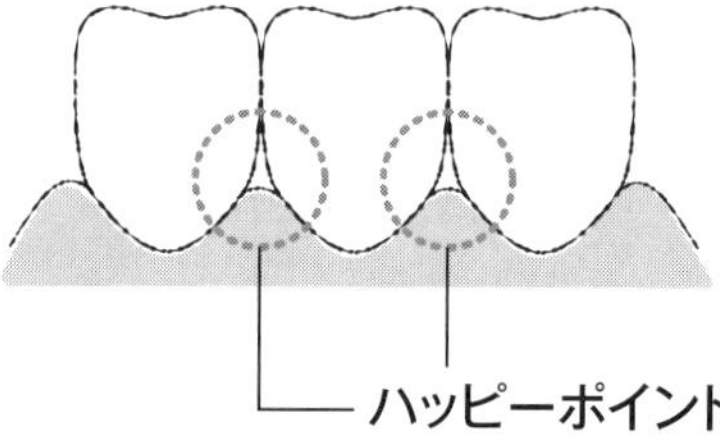

並んだ歯と歯ぐきのすきまが作る三角地帯は、歯のトラブルが起こりやすい「最大危険部位」。しかし、上手に刺激するととても気もちのいい「ハッピーポイント」となる。

まったことです。

まずはその感覚から変えていく必要があると私は思っています。

そこで私は、「わくわく」するようなハミガキのやり方ということで、この名前をつけました。ハミガキは、使う道具ややり方次第では、とても気もちよく、楽しくすることができます。

「わくわくハミガキ健康法」の法則は127ページ・129ページの8つです。なによりも気もちよくやっていただきながら、細かいポイントにも注意してみてください。

虫歯が一番起こりやすいところは、歯と歯の間です。歯槽膿漏も同じです。歯にとって、ここがもっとも菌におかされやすいのです。

●「わくわくハミガキ健康法」8つの法則（その2）

法則5

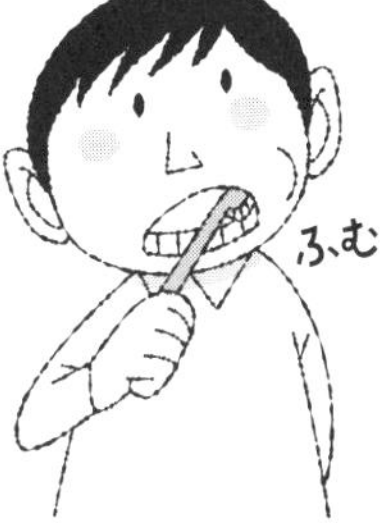

歯ぐき感覚みがき

鏡に頼らず、歯ぐきの感覚で
みがき残しを防ぎます。

法則6

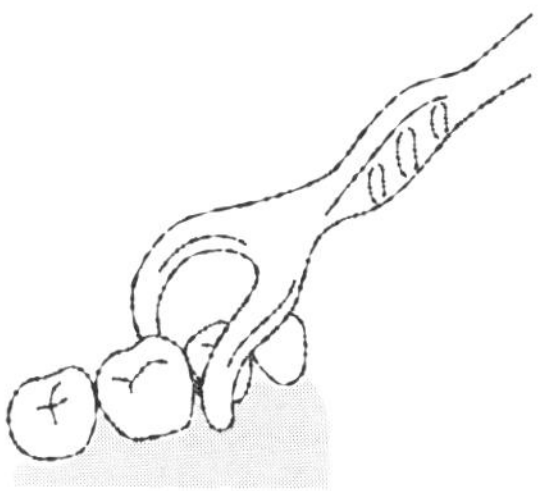

フロスみがき

フロスを使ってハミガキの
仕上げをしましょう。

法則7

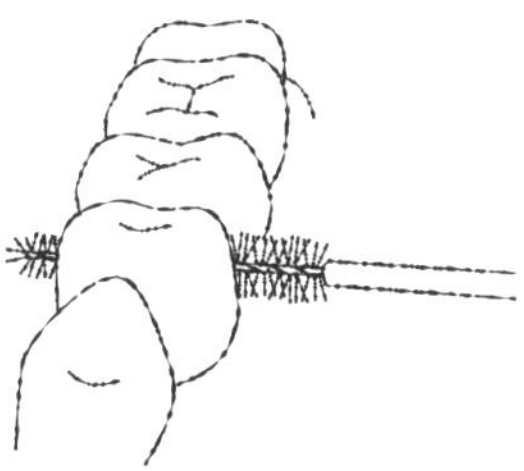

歯間ブラシみがき

歯にすきまがある方は
歯間ブラシも使ってください。

法則8

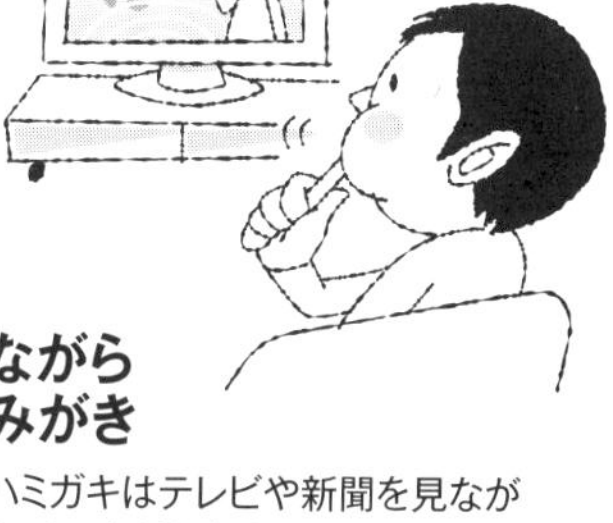

**ながら
みがき**

ハミガキはテレビや新聞を見なが
ら、ゆったりと行ないます。

そこにハブラシの毛先をしっかり差しこんでみがいていくと、効果的にハミガキをすることができます。

並んだ歯と歯ぐきのすきまの三角地帯は、予防歯科的に「最大危険部位」と呼ばれています。じつはここを上手に刺激するととても気もちがいいので、私はここを「ハッピーポイント」と呼んでいます。ここを刺激して気もちよくみがくというのが、私が推奨する「わくわくハミガキ健康法」です。

このハミガキは、楽しみながら、ハミガキ粉を使わずに自分の唾液だけで歯をみがく方法です。

一見ただの水のようですが、唾液のなかには、リゾチーム、ラクトフェリン、パーオキシダーゼなど、抗菌活性をもった物質がたくさん入っています。それらは抗菌作用や自浄作用、歯の再石灰化、ｐＨ緩衝作用、粘膜保護作用、消化作用など、さまざまな作用によって人体を助けてくれているのです。

これを活用しない手はありません。唾液ならハミガキ粉のような刺激性もなく、有害な化学薬品も入っていませんから、そのまま飲みこんでしまっても大丈夫ですし、舌の下から経皮呼吸によって体内に蓄積される心配もありません。ハブラシさえあれ

●わくわくハミガキ健康法の効果

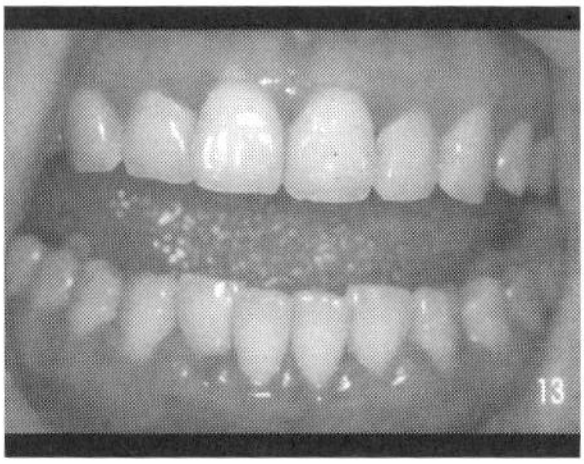

わくわくハミガキ開始前。
歯ぐきがはれている。

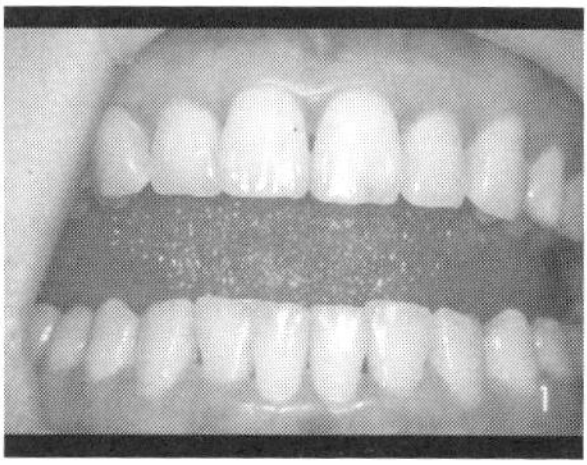

わくわくハミガキ開始1ヵ月目。
歯ぐきのはれがおさまっているのがわかる。

ばどこでもみがくことができますし、いちいちうがいに立ったりする必要もありません。

これまでのハミガキとは180度違うやり方だと思いますが、重症でもう歯を抜くしか方法がないと診断される状態だった方が、このハミガキを毎日コツコツとやった結果、歯を残すことができたという例もあります。

このみがき方は、人間がもともともっているものを活かした、本当のハミガキ法です。正しく歯をみがくことで患者さんが健康になり、よろこぶ姿を目にするたびに、生命体の力は本当にすばらしく、かけがえのないものだと実感します。このハミガキ法を、みなさんの人生に活かしていただきたいと願っています。

まちがったみがき方が虫歯・歯周病の原因になる

ハミガキは、ハブラシの毛先を歯と歯の間へ痛くない程度に差しこんで、1ヵ所につき20回ほど、「気もちいい」という感覚を大切にしながら振動させていきます。

角度としては、歯ぐきから歯に向かって、爪ようじを差しこむようなイメージで、少しななめの角度であてるといいと思います。歯ぐきから血が出てもやめないで続けると、1週間ほどで改善してきます。

1本ずつ、ていねいにみがいてください。歯の裏側も、1本ずつていねいに差しこんでみがいていきます。前歯の裏側は、ハブラシを立ててみがいていくといいでしょう。

上の奥歯、「親知らず」と呼ばれる第二大臼歯は、ハミガキをするなかでもとくにみがきにくい部分です。

多くの方は、口を大きく開けたままこの歯をみがいているのですが、そうするとハブラシがほおの内側のところにある筋突起という骨にあたってしまい、奥まで十分にみがくことができません。しかも本人はハブラシで奥までみがいているつもりで、じつは手前までしかみがけていないというのが、たちが悪いのです。それによってできたみがき残しにはプラークが蓄積し、虫歯になってしまいます。

この歯は、歯のなかでも一番寿命の短い歯です。40歳を過ぎる頃には、ほとんどの方が失っています。そうならないためにも、奥歯をみがくときは少し口を閉じた状態で、奥歯の裏までみがくようにしましょう。

また、歯ぐきの感覚を大事にしながらハミガキをしていくことも大切です。ただ漠然と鏡の前でゴシゴシみがいていると、鏡では見えない奥のほうにみがき残しをしやすくなります。

それを防ぐためには、逆に鏡は見ずに、ハブラシの毛先が歯にあたる感覚に意識を向けて、「いま、ここをみがいているんだな」と感じながら、歯ぐきの感覚を頼りにハミガキをしていくのが効果的です。

最初はわかりにくいので、まずは口の奥のほうまで、鏡でしっかりのぞいてみるのもいいと思います。ハブラシを歯と歯ぐきの間にあてて、上あご、下あご、外側、内側と、全体的にさわって感覚を確かめましょう。とくに一番奥の歯までハブラシがあたるとどんな感覚があるか、体で覚えておくとみがき残しも減ってきます。

ハミガキをしていて、「痛い」と感じるのは、力が入りすぎている証拠です。ハブラシを強くグーでにぎらずに、鉛筆をもつように指で軽くもつようにしてみましょう。あくまでも「気もちがいい」と思える力加減をキープしてください。

一番虫歯や歯周病を起こしやすい歯と歯の間の「最大危険部位」を守るためには、ハブラシにプラスしてフロスを使うこともおすすめしています。

歯の表面は唾液の抗菌酵素の効果で守られているのですが、どうしても歯と歯の間には食べ物のカスが残りやすく、毎日ハミガキをしていても知らないうちにプラークが蓄積してしまうのです。ここは歯槽膿漏も起こりやすいところですから、十分な注意が必要です。

フロスを歯と歯の間に差しいれたら、隣接している左右の歯を、それぞれゴシゴシとみがくようにしてカスを取ります。歯ぐきを傷めないように注意して行なってください。ハブラシと同じように、痛くしないことが大切です。

フロスが抜けにくかったり、すぐに切れてしまったりする場合は、そこが虫歯になったり、詰め物が不十分だったりする可能性があります。早めに歯科医でチェック

●1列タイプのハブラシがおすすめ

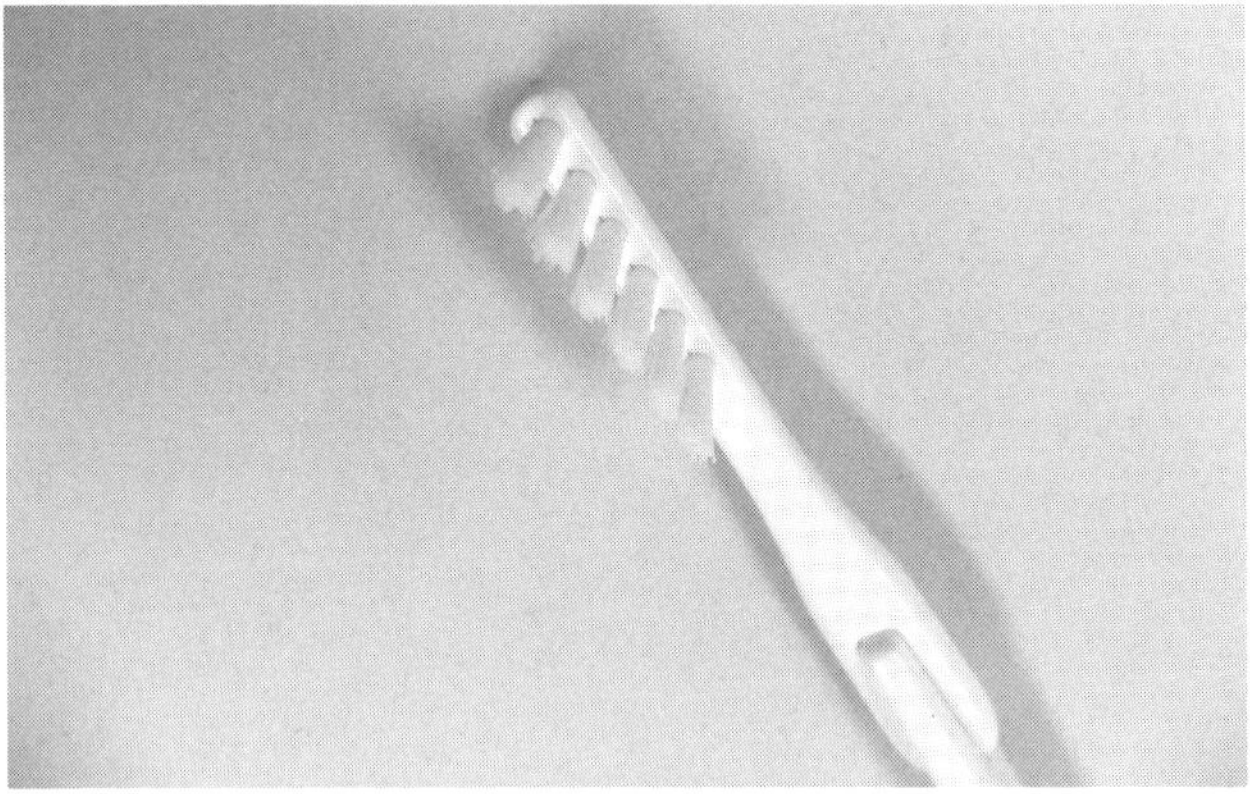

してもらうようにしましょう。フロスは、1日1回行なえば十分です。ぜひ実施してみてください。

ハブラシは、私が最適だと思う形のものを独自に開発しています。これは一番奥の歯と歯の間までしっかり届く1列タイプのハブラシです。1列タイプのものはほかにも市販されていますので、お近くの薬局などで探してみるといいでしょう。

歯槽膿漏が進行して歯ぐきが下がってしまっている方、歯と歯の間にすきまができてしまった方は、1列の歯ブラシを使って毛先をその歯間部に、歯ぐきを傷めないように差しこんで、毛先を振動させながらみがきます。市販の歯間ブラシを併用してもいいでしょう。

ブラシの毛は適度にこしがあって、歯と歯の間にしっかり毛先が入り、食べ物のカスをちゃんとかき出してくれるものを選びます。歯の1本1本は意外に小さいので、それぞれをピンポイントでみがけるものであることが重要です。私たちの健康を支えてくれている歯に感謝をしながら、心をこめてみがいてください。

❊一日1回でOK！「ながらみがき」のすすめ

大事な命の柱である歯に、シロアリのように巣くおうとしている虫歯菌や歯周病菌。これらをはがすには、機械的にゴシゴシとこすり取る必要があります。

ただ、口のなかを本当にきれいにしようと思うと、それは案外時間がかかるものです。鏡の前に立ってハミガキをしていては、そんなに長い時間続けてはいられません。

では、私が推奨している「わくわくハミガキ健康法」ではどんな対策を取っているか、紹介しましょう。簡単にいえば、「ながら」ハミガキです。鏡の前に立って「さあやるぞ！」と意気ごむのではなく、ハブラシを片手にゆったりと座って、新聞やテレビを見ながら、リラックスしてハミガキをするのです。

そのようにハミガキをすると、時間はいつの間にかたち、歯もすみずみまで十分にみがくことができます。とくに歯周病がひどい方や、歯槽膿漏の方など、歯ぐきから根本的に改善していかなければならないという方は、できれば30～40分みがいていただきたいと思います。

ハミガキに30～40分などときくと、時間の長さにおどろいてしまうかもしれません。でもこの「ながら」みがきなら、苦もなくいくらでもできると評判です。

一度このハミガキの気もちよさを知ってしまうと、逆に「明日からハミガキ禁止」といわれたらショックを受けてしまうほど、やみつきになってくるのです。

ハミガキが「快感」に変わる

「ながらみがき」で30～40分歯をみがいていると、いままで体験したこともないような、歯が本来もつ独特の感覚を感じることができるようになります。一度味わってしまうとそれが快感となり、その状態でありたいと思うようになります。

もっとも、私は「毎日、朝昼晩3回、30〜40分のハミガキをせよ」などということはいいません。ハミガキは一日1回、自分の好きなときにテレビでも見ながら楽しんでやれば、それでいいのです。

もちろん、ハミガキをするのがやみつきになってしまった方は、朝昼晩3回やっていただいてもやりすぎということはありません。自分で気もちいいだけやるということが一番の基準です。

時間についても、「何分みがいたか」というより、自分の感覚として「ああ、すっきりした！」「歯がすべすべして気もちいい！」「満足だ！」というところまでやれば、それがベストの時間です。ハミガキは「量」より「質」を大切にしてください。

毎日の心のこもったハミガキは、1本でも多く歯を残し、いつまでも元気に生きていくためには欠かせない習慣です。

100歳を超え、いまでも現役の教育者として元気に活動されている昇地三郎《しょうちさぶろう》先生は、元気の源は「しっかり30回以上よくかんで食べること」とおっしゃっています。子どもの頃は病弱だったそうですが、お母様にいわれたこの教えを、100年もの間ずっと守り続けてきたのだそうです。

健康な歯を維持し、しっかりよくかんで、食べる楽しみを謳歌している方は、人生そのものも謳歌しているようです。ほかに名前を挙げなくても、100歳近くまで活躍されているような方は、歯もしっかりと残っている方が多いのがわかるでしょう。

そういうと、「私、入れ歯なんですけど……」と、不安そうに相談される方がいますが、もちろん、いまの歯科医はそういう方のためにもいるわけですから、しっかりとサポートしてもらってください。入れ歯であっても、かみ合わせや歯科材料などは、健康を維持するうえで自分の歯がある方以上に要《かなめ》となってきますから、慎重に内容を決めていってください。

ともかく、なによりもまずやらなければいけない口腔ケアは、やはりハミガキです。「虫歯ができても歯科医院に行けばすぐ治してくれる」という考えをもつ前に、自分自身でできることからはじめてみましょう。

※ハブラシのマッサージ効果が脳を刺激する

認知症になってしまったり、うつ病などの心の病をもっていたりする方が、ハミガキも自分でできない状況に陥ってしまうことがあります。まわりの方がそれに気づいてあげられないと、口のなかは本当にひどい状況になってしまいます。

ハミガキを怠っていれば、もちろん虫歯になりやすくなります。うつ病の方などは食事ものどを通らなくなっていることが多いので、食べ物をかむ機会も減ってしまって、だんだんと唾液の出が悪くなります。殺菌成分のある唾液がないことで虫歯菌や歯周病菌はますます繁殖し、悪循環を引き起こしていくのです。

しかし逆に、ハミガキができなくなってしまった方に専門医が口腔ケアをしてあげると、それだけで症状が改善していくことがあります。ハミガキをし、口のなかを清潔にすると、それが脳へのよい刺激となり、脳を活性化させているようです。

体の不調からハミガキがおっくうになってしまっている方は、一日1回、それがむずかしければ3日に1回でもいいのです。ソファーでくつろぎながら歯をみがいてみましょう。まずは気もちのいいハミガキを知って、生活のなかに取り入れてみてください。そこからだんだんと、事態は好転していくはずです。

いまはジョギングでも、「にこにこペース」でやることを推奨している方がいます。健康にいいからといって毎日ハードにやろうとしても、人間はそんなにストイックな生きものではないし、なかなか続かないものです。

でも、「にこにこ顔でできるくらい、週に2日でも3日でもいいので、ゆっくりゆっくり走ってみてください」といわれたら、「じゃあやってみるか」という気にもなります。するとやっているうちにどんどん元気になってきて、今度は自分からもっとたくさん走りたくなったりするのだそうです。

なにをするにも、それを楽しんで自発的にすることが、一番の長続きの方法です。ハミガキは、それこそ一生続けていくものですから、どれだけ気もちよくやっていくかが大切なのです。

歯から脳にいい刺激を与えて活性化させ、体の免疫力を上げていく秘訣は、ハミガキをいかに楽しんでやるかということに根づいています。とくに1列タイプのハブラシをおすすめするのは、その刺激が分散せずに効果的に伝わっていくようにするためです。今日からあなたもぜひ「わくわくハミガキ健康法」を実践してみてください。

❊自宅でできるデンタルケア

患者さんのご要望に応じて、クリニックでは、「デンタルリラクセラピー」も行なっています。これは口を中心とした筋肉のコリをほぐして、顔まわりの疲労を取り、肌に張りを取り戻していくためのセラピーです。

食事をするとき、私たちは口のまわりから目のまわり、頭のあたりや首筋のほうまで、さまざまな筋肉をフル稼働させてものをかんでいます。

そのなかでもとくに使われている口まわりの筋肉やあごの関節は、日常生活のなかでも案外よく動かしているところです。ここがいつの間にかコリかたまって、顔のむくみが起きたり、年齢を感じさせるほうれい線ができたりする原因となってしまうのです。

今回、本書ではご自宅でもできる「歯肉マッサージ」と「リップマッサージ」の仕方を紹介します。

「歯肉マッサージ」は口のなかに指圧をかけていくものですが、歯ぐきをマッサージするときにすべりをよくし、傷つけないようにするためにも、専用の歯肉マッサージ用ジェルを使うことをおすすめします。

歯ぐきの両サイドをマッサージしていくときは、ほおの粘膜を広げるように動かしていくと、よりストレッチ効果が期待できます。ひと通り終えると、顔まわりもすっきりしてくるでしょう。

「リップマッサージ」もぜひ実践してほしいマッサージです。とくに冬場など、唇が乾燥して困っている方は多いのではないでしょうか。唇には皮脂腺がなく、もともとても乾燥しやすい場所なのです。マッサージで循環をよくしておくことで、ツヤもよみがえってきます。

こちらもマッサージ専用のクリームジェルが市販されていますが、ない場合はワセリンでも大丈夫です。

どちらもそんなに時間をかけずにできるので、ぜひ実践してみてください。1週間に1回程度行なえば、十分効果が期待できます。

健康な歯とともに、口まわりの筋肉疲労を取って、よりすてきな笑顔を手に入れてください。

●歯肉マッサージの方法

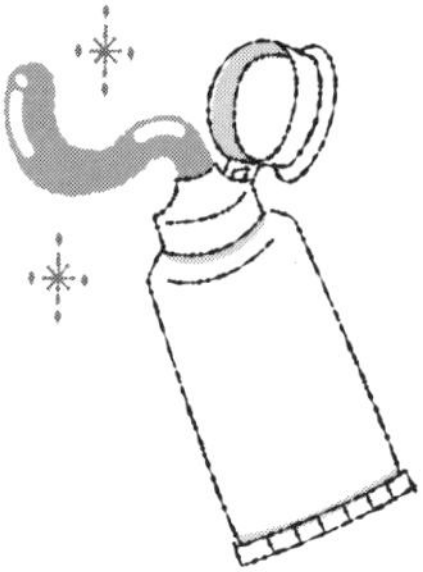

1.

口のなか全体に歯肉マッサージ用のジェルを塗ります(パール大より少し多め)。唾液が溜まりやすいので、下側から行なうとよいでしょう。

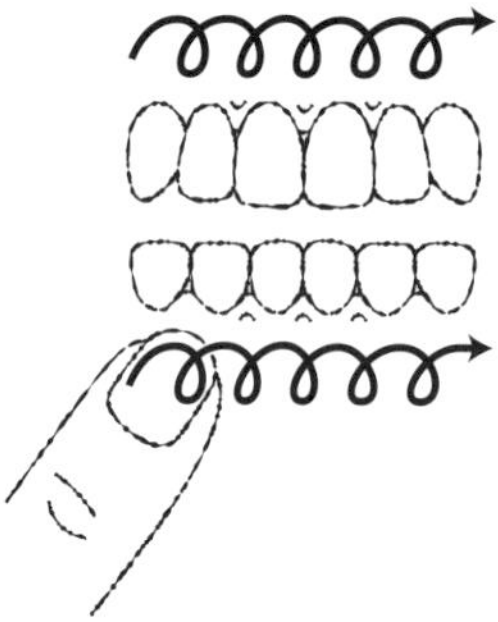

2.

ひとさし指を外側の歯ぐきにあてて、表面をクルクルと円を描くようにマッサージしていきます。

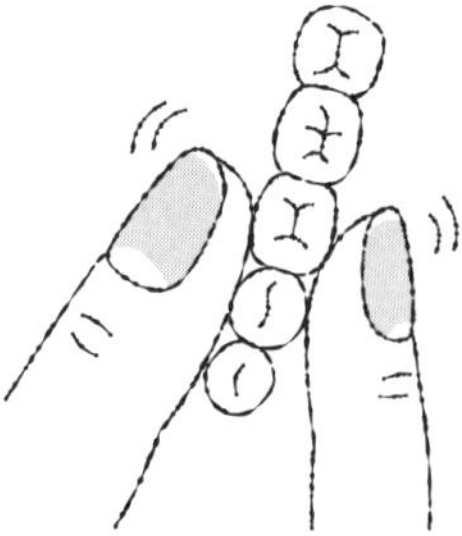

3.

歯ぐきの内側(舌にあたるほう)は、親指とひとさし指で歯肉をはさんで指圧していきます。

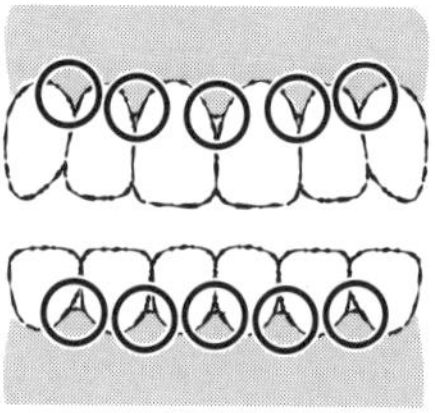

4.

歯間乳頭(並んだ歯の間の歯ぐきの部分)を順々に指圧していきます。

●リップマッサージの方法

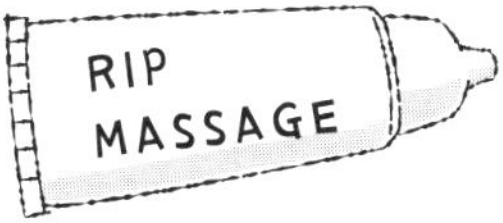

1. クリームジェル、またはワセリンを唇に塗ります（米粒大ほど）。

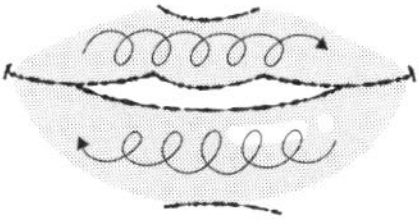

2. ひとさし指を使い、唇のうえをクルクルと円を描きながらマッサージします。

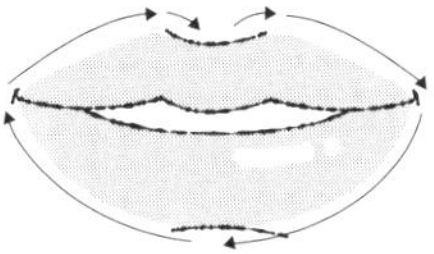

3. 唇の端のラインをなぞるように、やさしくマッサージします。

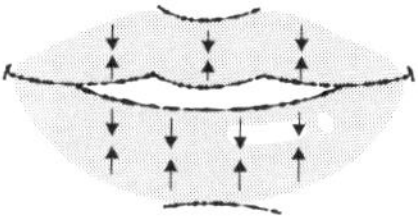

4. 上下の唇をそれぞれ指でつまむようにしながらマッサージします。

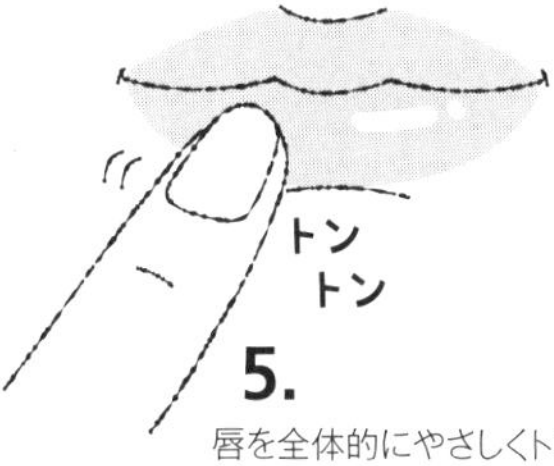

5. 唇を全体的にやさしくトントンとたたいていきます。

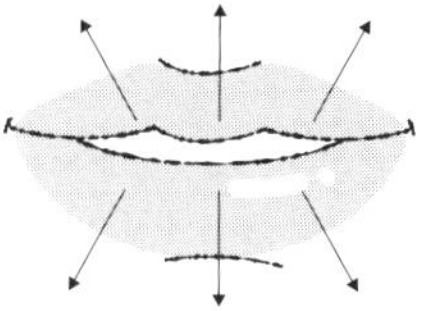

6. 唇を上下3ヵ所ずつ、全部で6ヵ所にわけ、それぞれを軽くつまむように指圧します。

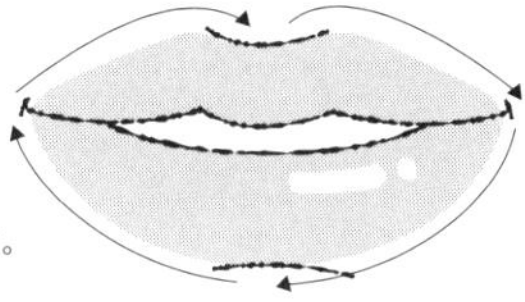

7. 最後に唇の端の部分をなでます。

まとめ

※

- ハミガキ粉に含まれる合成界面活性剤は体に入ると分解できない。また、歯の表面にいる善玉菌の働きを弱めてしまう。

- ハミガキは免疫力の源・唾液でみがくのが一番。長い時間みがけるし、飲みこんでも何の心配もない。

- 歯と歯のすきまは歯のトラブルが起こりがちだが、ハブラシで刺激するととても気もちがいい「ハッピーポイント」でもある。

- 奥歯をみがくときには口を大きく開けるのではなく、少し口を閉じた状態にすると十分にみがける。

- じっくりとみがくのは１日１回でＯＫ。慣れてくるとハミガキがやみつきになり、脳が活性化する。

第6章

歯の「底力」で元気になれる

❇歯のストレス度診断リスト

私が作成した「むらつ式　歯臓ストレス診断リスト」を紹介しましょう。歯のストレスから起こる全身の症状99項目のなかから、代表的な25項目をリストアップしました。これまで診てきた7000以上の症例をもとに作成しているので、参考にしていただければと思います。左ページの表で、該当する項目がいくつになるか、数えてみてください。これらは全て、歯のストレスから起こっています。

当てはまる項目の合計が0個の方は、本当にすばらしい！　歯のストレスは見られません。簡易チェックレベルですが、口のなかに黒や銀色の詰め物がなければ合格です。これからも歯を大切にしていただきたいと思います。

合計が1～3個の方は、ストレスがありますが、まだ軽度のようです。おそらく残っている歯の本数も多く、治療歴もそれほどないのではないでしょうか。ただ、かみ合わせの狂いは少し起こっている可能性がありますので、一度、口腔内科検査を受けられることをおすすめします。

●むらつ式　歯臓ストレス診断リスト

1. チェック　食事中、あごが「コキッ」と鳴ることがある
2. チェック　ときどき頭痛がする
3. チェック　肩コリや首すじのコリがある
4. チェック　背中、またはひざやひじが痛む
5. チェック　しっしんや皮膚炎がある
6. チェック　寝起きが悪い
7. チェック　眠れないことがよくある
8. チェック　目の下がピクピクすることがある
9. チェック　鼻づまりがある
10. チェック　花粉症である
11. チェック　視力が低い。老眼がある
12. チェック　食欲不振。げっぷが出ることがある
13. チェック　便秘や下痢をしやすい
14. チェック　胃腸の調子がよくない
15. チェック　高血圧または低血圧である
16. チェック　心動悸、圧迫、不整脈がある
17. チェック　トイレが近い
18. チェック　顔の肌荒れがある
19. チェック　生理痛または生理不順がある
20. チェック　あまり集中できない
21. チェック　イライラしやすい
22. チェック　低体温（平熱が35度台）である。手足が冷えやすい
23. チェック　疲れやすい
24. チェック　いびきをかいたり、歯ぎしりをする
25. チェック　足を組みたくなる

合計が4~10個の方は、中程度のストレスが溜まっているようです。歯のかみ合わせがズレている可能性が高いので注意が必要です。早めにチェックしてください。

合計が11個以上の方は重度のストレスが見られます。常日頃から、あまり体調がよくないと感じているのではないでしょうか。かかりつけの医師や整体師、鍼灸師《しんきゅうし》に診てもらっている方も多いと思います。しかし、それはおそらく「歯」からきているものです。これまですっきり治らなかったのは、歯が原因だったのです。

重度の方は、症状が悪化し、大きな疾患が起こる前に、根本的なストレスから体を解放する必要があります。まずは一日に1回は体温を上げるため、散歩を毎日30分ほどすることをおすすめします。食事にも気をつけて、よくかむようにしてください。

かみ合わせのチェックができる「Oリング」

次に、クリニックでも行なっている簡単なかみ合わせチェック法を伝授しましょう。手の指を使う以外はなにも道具がいらないチェック法です。

これは二人で行なうチェック法で、「Oリング」と呼ばれています。検査をされる

●かみ合わせのよしあしがわかる「Oリングテスト」

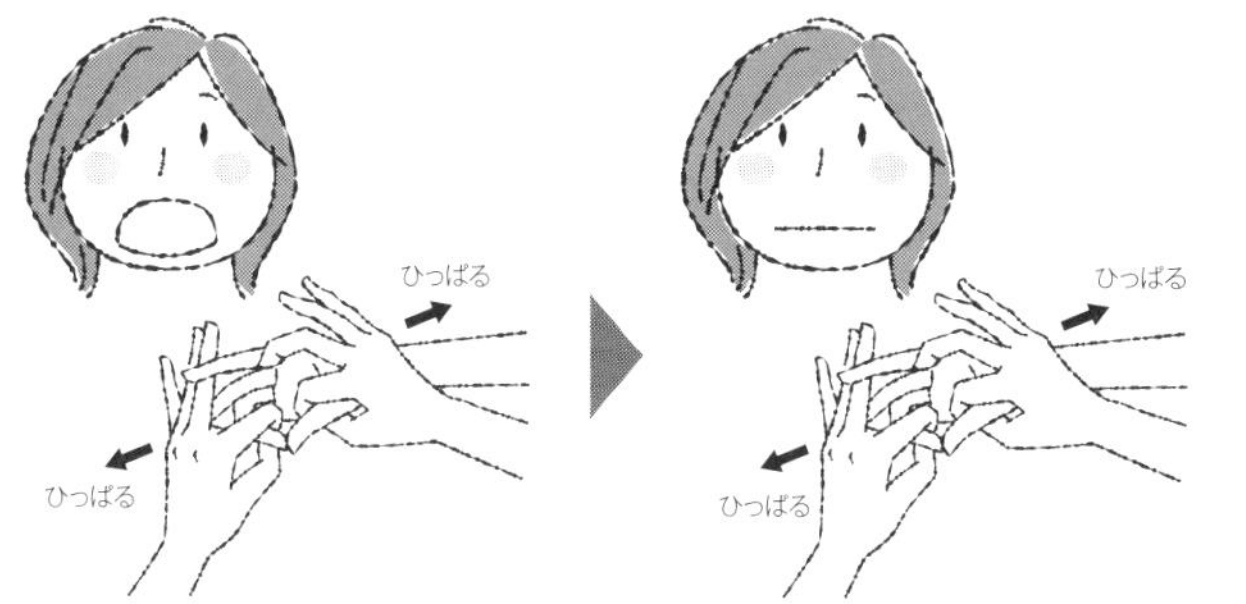

検査される人は口を開けて、利き手の親指と薬指をくっつけて輪をつくり、力を入れる。検査する人はその輪を両手で左右に開こうとする。

次に、口を閉じ、歯をかみ合わせて同じようにする。このときに口を開けていたときよりも力が入らず、輪が開いてしまうようならかみ合わせが合っていない。

方は口を少し開けて、利き腕の手の親指と薬指の先をくっつけて輪をつくり、力をいれます。検査をしてあげる方は、相手の向かいに座り、その輪を両手で左右に開きます。

口を開けていると、指には力が入りやすくなります。しかしそこで口を閉じ、歯をかみ合わせてもう一度同じことをしたとき、もし指に力が入らず、ふにゃっと開いてしまうなら、それはかみ合わせが合っていないということになります。

かみ合わせがいい方は、かんだ状態でもしっかり指に力が入ります。そしてかみ合わせがいい方に、紙一枚をかんでもらって同じことをすると、おもしろいように力が入らなくなります。これは、この紙一枚分、かみ合わせが悪くなってしまったからです。かみ合わせの世界は、それだけ繊細なものだということがわかります。

クリニックでは、臓器診断や漢方の分野で行なわれてきた「Oリング」テストに代表される筋力検査と、金属アレルギーの有無を確認するパッチテストを行なってきました。しかしパッチテストは、検査をするだけで皮膚に異常を起こすことがあります。

そこで、筋力検査がパッチテストの結果を十分にカバーすることを多くの臨床例から確認し、現在は筋力検査だけで適合性を見ています。

かみ合わせは目だけで判断するのが大変むずかしい、繊細なものです。しかしこの方法なら自宅でだれでも簡単にチェックができますので、ぜひ試してみてください。

❊歯をゆがませるNG習慣

体の骨格にまで影響を与えてしまう歯のかみ合わせ。これは誤った歯科治療や不用意な矯正歯科治療でも起こってきますが、みなさんの日々の生活習慣のなかにも、かみ合わせを狂わせる原因となるものがあります。

まずは基本的なこととして、体の左右をバランスよく動かす習慣をつけていることが大切です。たとえばみなさんは、いつも同じ側の肩にカバンをかけて歩いていませんか？

これは典型的なかみ合わせのズレを生む習慣です。すでにそうなっている方はカバンをかけているほうの肩が上がってしまっているので、もう片方の肩にカバンをかけると落っこちてしまう傾向があります。少しずつでも、反対側の肩と交互にカバンをもつ習慣をつけていきましょう。

それから、足を組むこと。これも骨格をゆがめ、歯のかみ合わせをズレさせてしまう典型的な悪い習慣です。疲れるから足を組みたくなるという方は、その時点ですでに体がゆがんでいる可能性が高いのです。とくに片側でばかり足を組んでいると、体のゆがみはさらにひどくなっていってしまいます。できるだけ足は組まないようにしたほうがいいのですが、同じ姿勢でいると、どうしても気になってしまうかもしれません。そういうときは、ときどき足を組み替え、左右とも同じ時間だけ組むようにするといいでしょう。

また、地べたに横座りをするのも、あまりいい習慣とはいえません。

❋うつ伏せで寝るとあごがぐにゃぐにゃになる

夜寝るときの姿勢にも注意しなければいけません。左右どちらかに横になったり、丸まったりするのではなく、あおむけで寝るのが一番です。

とくによくないのは、うつ伏せで眠ることです。うつ伏せで眠ると、常にあごを圧迫し、しかも顔だけは横を向く姿勢になるため、頸椎《けいつい》や下顎骨《かがくこつ》がぐにゃぐにゃにゆがんでしまいます。

私の経験上、あおむけで寝るのがつらいという方は、かみ合わせに問題があることが多いように思います。こうした習慣を意識して直すようにすれば、体のゆがみはみるみる改善されていきます。

それから、ゴルフやテニスなど、片側でばかり力を使うようなスポーツは注意が必要です。プロは実践している方が多いと思いますが、ずっと同じ側ばかりに振っていると体がねじれてきてしまうので、右で打ったら反対側でも振って、左右のバランスをとっていく必要があります。

●かみ合わせを悪くするNG習慣

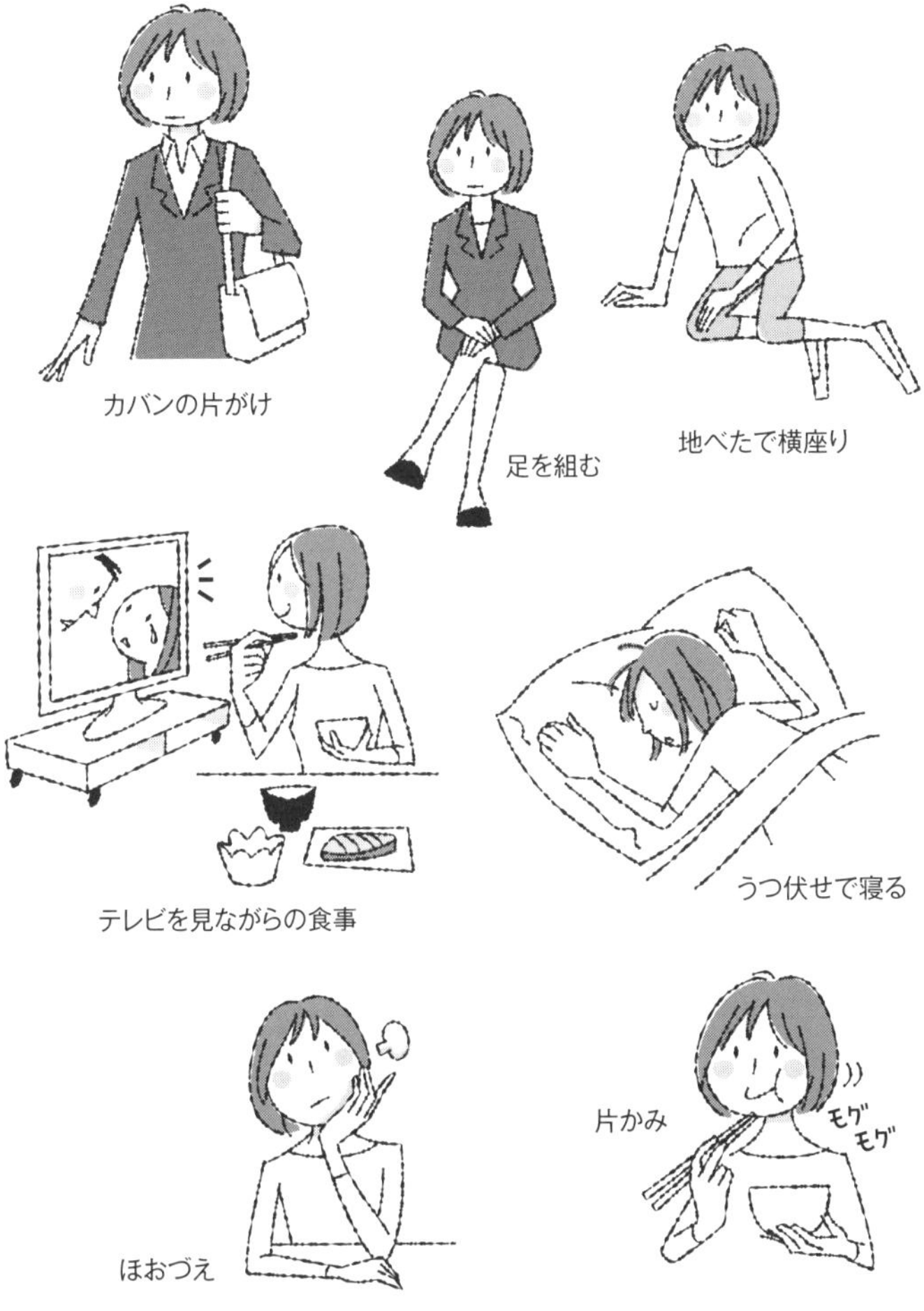
カバンの片がけ
足を組む
地べたで横座り
テレビを見ながらの食事
うつ伏せで寝る
ほおづえ
片かみ
モグ
モグ

口を動かすときの動作でやってはいけない習慣は、片側でばかりかむ「片かみ」の習慣です。患者さんのなかにもよくいるのですが、食べ物を片かみすることは、利き腕のように、右利き左利きがあるものと思いこんでいる方がいます。しかし、そんなことは決してありません。左右どちらも使ってバランスよくかむのは、基本中の基本です。

虫歯があったり、痛い部分があったりして、かみやすいほうばかりでかんでいる方も要注意です。その習慣がかみ合わせ、ひいては体全体をゆがませる引き金となりますから、早めに歯科治療をして、しっかり左右でかめるようにしておきましょう。

ほおづえをつくクセがある方も、気をつける必要があります。気心の知れた友人と長話をしたり、喫茶店でひと休みをしたりしているとき、仕事で机に向かっているときなども、ふと気がつくとほおづえをついてしまっている方は多いと思います。

頭は人間の体重の13％ほどを占めるといいます。人間は、あらゆる動物のなかでもっとも頭の比重が高い生きものです。姿勢が悪いと、その重みで体にストレスを与えることになります。肩コリの主な原因はそこにあるのですが、ほおづえをつくと、頭の重みがダイレクトにあごにかかってしまいます。結果、かみ合わせをゆがませる原因になってしまうのです。

家で食事をするときにテレビを見ることが多い方も、知らないうちにかみ合わせの悪い習慣が身についてしまっている可能性があります。

食事をするわけですから、当然口のなかに食べ物をいれて、かみながら家族の団らんやテレビを楽しまれていることと思います。そのとき、ほとんどの方には、いつも自分の「指定席」があるのではないでしょうか。これがNG習慣なのです。

食卓では、だいたい1台のテレビを家族みんなで見ることになると思います。いつも同じ席から、同じ方向を向いて食べ物をかんでいるわけです。1台のテレビを見る場合、どうしてもななめから見ることになります。体を曲げ、首を曲げた状態で、ものをかむ。これが同じ方向ばかりということになると、どうしてもバランスが崩れてきます。

理想的なのは、食事どきにテレビを見ないことです。ただ、やはりごはんを食べながらテレビを見たいときもあるでしょう。そういう場合は、食卓での席をローテーションで変えるといいでしょう。

いつも指定席で、お父さんはここの席、と決まっている家庭は多いと思いますが、たまには趣向を変えて席替えをするのも、家族の団らんが盛り上がるきっかけになるかもしれません。かみ合わせのためにも、新しい習慣として取り入れてみてはいかがでしょうか。

❋東洋医学では「ツボ」にあたる歯

代表的な原因不明の未病（不定愁訴）というと、「自律神経失調症」が挙げられます。体の調子が悪く、その原因がわからないような場合に、この診断を受けることが多いと思います。内臓などの検査をしてもとくに異常が見られないものの、本人はその症状を自覚している状態ですから、不安はますますつのってしまいます。

症状は多岐にわたります。頭痛や耳鳴りから、手足のしびれ、めまいや立ちくらみまで、体のあちこちで起こってくる不調。それに加え、不安感に襲われたりイライラしたりする精神的な症状が出ることもあります。

自律神経は、人間が意識してコントロールすることができません。心臓などの臓器を動かしたり、暑くなったら汗をかいて体を冷やしたりする、自動的に働いている神

●歯臓病から起こる代表的な症状

○頭痛 ○(多発性)円形脱毛症 ○抜け毛

○難聴 ○耳鳴り ○耳の詰まり

○視力の低下 ○斜視 ○老眼 ○眼瞼下垂症 ○ブドウ膜炎

○鼻づまり ○鼻炎 ○嗅覚異常

○顎関節症 ○いびき ○歯ぎしり

○舌の痛み ○味覚異常 ○逆流性食道炎

○肩コリ ○四十肩 ○背中・ひじ・ひざ・腰・かかとの痛み
○むちうち症

○股関節の異常 ○O脚 ○X脚 ○外反母趾

○ジストニア ○側弯症

○高・低血圧 ○冷え症 ○低体温症 ○不整脈 ○心臓の痛み

○胃腸障害 ○過敏性大腸炎 ○げっぷが出やすい
○無呼吸症候群

○スポーツ時の分離骨折 ○ヘルニア ○リューマチ

○アレルギー性皮膚炎 ○花粉症 ○ぜんそく

○ホルモン異常 ○甲状腺異常 ○生理痛・生理不順・無月経
○成長ホルモン異常

○うつ病 ○自律神経失調症 ○更年期障害 ○適応障害
○パニック障害 ○慢性疲労症候群

○パーキンソン病 ○膠原病 ○多発性硬化病
○多系統萎縮病

○高齢者の寝たきり ○その他原因不明の病気や難病

○イライラしやすい ○無気力 ○やる気が出ない

経なのです。またこの神経は2つに分類され、必要に応じてそれぞれが働くようになっています。ひとつは活動するために働くもので、興奮系の情報伝達をつかさどる「交感神経」。もうひとつは、休息するために生命活動の基本となる情報伝達をしている、やすらぎ系の「副交感神経」です。

交感神経と副交感神経は、それぞれが働くべきときにバランスよく働いてもらわないと、体のところどころで不具合が起きてしまいます。それが、「自律神経失調症」というわけです。

歯は、自律神経に影響をおよぼしているという話を先にしましたが、口のなかの「唾液の出方」は、自律神経でいうと、おもにやすらぎ系の副交感神経が強く影響します。

いっぽう、「唾液のなかのタンパク濃度」については、こちらは交感神経による支配が強くなります。奥歯でゆっくりと穀物を食べるときは、唾液がたくさん出て副交感神経が働くので心が休まり、肉などを犬歯でかみ切るときには、肉を分解する唾液のタンパク濃度が上がり、興奮系の交感神経が働くというのは、因果関係を感じさせる事象です。

●歯列と歯の種類

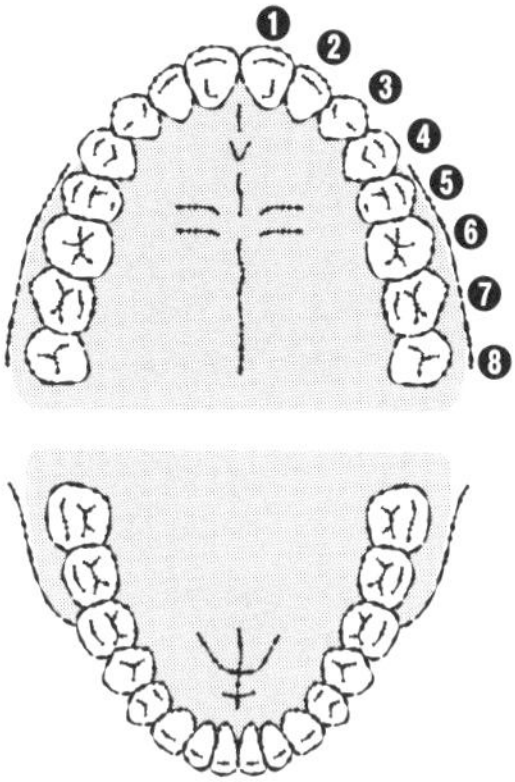

❶中切歯
❷側切歯
❸犬歯
❹第一小臼歯
❺第二小臼歯
❻第一大臼歯
❼第二大臼歯
❽第三大臼歯（親不知）

永久歯では、8種類の歯が上下左右あわせて32本ある。

唾液の量に影響し、やすらぎ系の副交感神経に関係する歯は、奥歯のなかでもとくに下顎第一、第二大臼歯、上顎第一大臼歯になります。また、唾液のタンパク質濃度に関係して、興奮系の交感神経に関係する歯は、上顎犬歯、下顎第一小臼歯を中心とした中間部の歯、上顎の前歯などです。

歯は、32本すべてが同じ働きをしているわけではありません。調べていくと、歯はそれぞれに違った働きをもっていることがわかります。たとえば上下顎第二小臼歯と上顎第二大臼歯は、血圧や唾液分泌量を低下させるなど、調整に関する情報発信をしている可能性があります。

また歯は左右が対になった連携機能があるので、対となっている片方の歯を失ってしまうと、情報発信の機能が大きく低下することもわかっています。上下の歯も、両方そろってはじめて本来の力を出すことができます。

歯周病で歯が抜けてしまった方が、「まだ、歯は10本残っている」といっても、上下左右のバランスを考えたときにはどうなっているでしょうか。意外に多いのは、上下どちらかの歯だけが残っているような状態です。また、左右のバランスを考えたとき、そこでもまた大きな差が出てくるのです。

東洋医学の世界では、体のリンパ節や足裏の反射区など、いわゆる「ツボ」と呼ばれるところの刺激によって体の不調を治療していく方法がありますが、歯も「ツボ」のひとつとしてとらえている方がいるようです。以前、台湾の医学総会に招待していただき、1時間の講演をしたことがあるのですが、ちょうどその大会長がそういった歯の研究をしていらっしゃいました。

歯と体の関係を表した図を見せていただくと、どこの歯がどこの臓器に関係しているかということがくわしく書いてありました。眼から涙腺、顎下腺、舌下腺、心臓、肺、胃、小腸など、それぞれが1本1本、体の各器官に影響をもたらすというのです。

これらについては私も専門外の分野なのでくわしいデータが取れているわけではありませんが、たしかに私がいままでに接してきた患者さんの症例からすると、私の感覚としては、そういう関係があっても不思議ではないと考えています。

※歯の高さで姿勢が変わる

「長寿国」として知られている日本ですが、実際に健康で充実した老後を過ごされている方はどれくらいいるかを考えると、疑問が残ります。日本にはこれだけ多くの「要介護」の方があふれ、こんなにも大きな社会問題となっているのです。

なかでも寝たきりになってしまう方は、介護する側もされる側も、大変な苦痛を強いられます。

寝たきり状態になる原因は、高齢による「衰弱」のほか、「脳血管疾患」や「骨折・転倒」が上位に挙げられます。

これを歯の観点から考えると、歯周病菌が血栓を起こし、血管に害を与えているというデータがあることを思い出します。また、「つまずいて転ぶ」ということも、歯のかみ合わせの悪さによって引き起こされる「脚の長さの違い」から起こっている可能性がとても高いのです。

私は、歯と脚の長さの関係は、歯が体のバランスに影響を与えることから起こると考えています。それについては実験したデータがありますので紹介しておきましょう。歯の1本1本の高さを少しずつ変えて、それによる姿勢の変化を調べていったものです。

それぞれの歯の高さを変えていくと、まるで踊っているかのように、その姿勢に変化が起きてきます。実験は左側の歯を使って行ないました。ほんの少し歯の高さを変えているだけなのですが、それによる体の変化はすぐにわかります。

この実験からも、歯の高さを1本変えるだけで、それが体の姿勢や骨格に大きな影響を与えることがわかります。

ほかの臨床研究と合わせて考えると、5の第二小臼歯（前から5番目の歯）が、歯列の力学的な意味での中心で、支点にあたるものだと考えられます。左右のかみ合わせを考えるときは、この第二小臼歯の高さが基準になるので、これが狂ってしまうと、ほかの歯をどんなに調整しても適切なバランスを取ることができません。

●歯の高さによる姿勢の変化

1.	「中切り歯」を高くすると、顔は少し上を向き、頭がうしろにひっぱられる形になります。体重は内側にかかり、内股になるような感覚があります
2.	「側切歯」を高くすると、やはり顔は上を向いて、全体は後方にひっぱられ、爪先が浮き、かかとに体重がかかります。胸が前に出る後傾姿勢になります
3.	「犬歯」を高くすると、胸より上の部分がうしろにひっぱられて、ひざが前に出ます。腹部は前にはり出して背中が反り、腰に負担がかかる姿勢になります
4.	「第一小臼歯」を高くすると、１～３の前歯とは全く違う反応が出てきます。体の反りはなくなり、かむ側とは逆の右側に、体全体がひざからねじられる姿勢となるのです。ただし、体の中心軸はまっすぐで、ズレていません
5.	「第二小臼歯」を高くすると、今度はかむ側の左肩が下がり、頭まで左に傾いてきます。左右の足にそれぞれどれくらい体重がかかっているかを調べてみると、ほかの歯とは違って、足裏全体に体重がかかっていることがわかります
6.	「第一大臼歯」を高くすると、腹部やひざが前に出て、後傾姿勢となり、腰に負担がかかる姿勢になります
7.	「第二大臼歯」を高くすると、今度は左肩がうしろのほうにひっぱられ、歯を高くした左側に体がねじられて傾きます。４の第一小臼歯の場合とは違って、体の中心軸は左側に傾きます
8.	「第三大臼歯」を高くすると、体全体が後方にひっぱられるような感覚になります

第二小臼歯の高さが低いと、上半身では肩甲骨から肩にかけての部分、肩から腕の外側を通った手にかけての部分に、痛みやしびれなどが起こってきます。また、中指がしびれたり、親指が痛くなったり、腱鞘炎《けんしょうえん》を起こしたりします。指に力が入らないこともあります。下半身では腰からももにかけて、またひざなどで痛みが起こることがあります。

前述したように、ちょうど第二小臼歯をはさんで、前歯の部分が交感神経、そのうしろから奥歯にかけて副交感神経に関係するという、とても偶然とは思えない一致もあります。

ほかの研究者が行なったものですが、動物を使った実験でも、片側の歯を抜いてかみ合わせを狂わせると、動物の背骨が曲がってしまうことがわかっています。

かみ合わせが狂うことでさまざまな症状が出てきます。仙骨や背骨のゆがみ、体の回転やねじれ、顔面、頭蓋骨のゆがみ、顔面の非対称、頭の傾き、体の中心軸や重心のズレ。そして肩の高さの違いや左右の脚の長さの違いとしても表れます。それが、お年寄りがつまずく大きな原因ともなってしまうのです。

治療後は「睡眠の質」も「朝の寝起き」も変わる

健康のために大切なものは、「食事」と「運動」と「休息」だといわれています。「食事」にはもちろん歯の存在が欠かせませんが、「運動」についても、後述するように、歯が関わってきます。そして3つ目の「休息」、しっかり睡眠を取って体を休めるということにも、やはり歯の働きが関係しているのです。

歯は、ひとつひとつどの歯に刺激があるかで、唾液のなかのタンパク濃度や唾液の分泌量が決まってきます。そしてそれは、それぞれ交感神経と副交感神経に関係しています。

歯への刺激が交感神経と副交感神経に関係しているのですから、交感神経と副交感神経の働きによって質が変わる「睡眠」にも、歯の存在は大きく関わっているということになります。

興奮系の交感神経とやすらぎ系の副交感神経は正反対のものなので、常にどちらかが優位に立っています。

寝つきや寝起きのよさ、十分に深い眠りを取れているかどうかは、このふたつがバランスよく働くかどうかにかかっているのです。寝るときに副交感神経がうまく優位に立てば、すうっと気もちよく眠りに入っていけますが、いつまでも交感神経のほうが優位に立ったままだと、寝つきが悪くなってしまいます。

いま、不眠症で悩む方がとても多いようです。街中では夜遅くまで電気がこうこうと灯《とも》っていますし、寝る間際までパソコンの前で文字を追っていたりする方も多いからでしょうか。そういう生活をしていると、夜になっても神経が高ぶって休まらず、なかなか副交感神経が優位にならないということがあります。

交感神経・副交感神経のバランスが崩れ、夜は眠れないのに、逆に日中には強い眠気が襲ってくるなど、日常生活に支障をきたしている方もいます。

しかし、これは現代人の生活習慣だけに問題があるわけではありません。やはり「歯」が関係している可能性が高いのです。

私のところへ来る患者さんのなかには、「夜眠れない」「夜中に何度も起きてしまう」「昼間眠い感じがする」「夢が多くて困る」などといった、睡眠に関する悩みをもつ方がたくさんいらっしゃいます。それら多くの方は、治療によって歯を正常な状態に戻すと、睡眠に対する悩みも一緒に解消されています。

私たちは寝ている間、浅い眠りのレム睡眠と、深い眠りのノンレム睡眠の状態を交互にくりかえしています。ちなみにノンレム睡眠は、さらにそこから、浅い眠りと深い眠りの時期に分けられています。

レム睡眠、ノンレム睡眠は、1回の眠りのなかで交互に4~5回くりかえされます。それが途中で途切れることなく十分な時間継続でき、深い睡眠も取れたときが、「ぐっすり眠れた」といえる質のいい睡眠なのです。

よく「寝る子は育つ」といわれますが、質のいい睡眠が取れているときは、成長ホルモンの分泌が盛んになります。これは子どもなら成長をうながすものですし、大人にとっても、寝ている間に体の細胞を修復してくれたり、新しい細胞をつくってくれたりする大事なものです。

「睡眠不足で肌がボロボロになった」というのは、成長ホルモンが十分出ないことによって代謝が悪くなり、新しい肌がつくられていないために起こることです。

また、歯の状態が悪いと、骨格のゆがみによって肩コリや背中の痛み、腰痛などが起きることが少なくありません。それらの痛みは、ノンレム睡眠の深い眠りを妨げます。ノンレム睡眠が不足すれば、成長ホルモンの分泌にも問題が起こってきます。さらに、大脳も疲労回復がしきれずに、思考力の低下まで起こしてしまいます。「食事」「運動」「休息」も大切ですが、いつまでも健やかで若々しい健康体で人生を送るには、「歯」「食」「祈り」が大切だと私は思っています。

歯は脳と全身の統御において、脳中枢神経系の一部として決定的な役割を果たす命の要です。まず、歯のかみ合わせや不適合物質のゆがみを正し、骨盤と背骨を正すこと。体が嫌がるものは体外に排除し、脳中枢機能を最高度に高めること。そして「食」に気をつけ、「誠」を尽くし、「生きるとは他のために尽くすこと、世のため人のために生きる」という「利他」の祈りの心で生きてゆくことです。

歯の健康を手にいれることによって、真の健やかな心身をもつことができれば、自分がいま生かされているということや、この世の全てのものに、感謝の気もちをもつことができると思います。そうなれば、心から本当の幸せを実感できるのではないでしょうか。

しっかりかんで食べるだけで肥満が解消

私も実践していますが、健康のためには30回以上、よくかんで食べることが推奨されています。これは食べ物をきちんとかんで細かくすることが消化にいいという面もありますが、かむ刺激を歯から脳に送るという効果も大きいと考えられます。

かむ刺激は、食べ物の消化を助ける唾液を分泌させます。さらに「十分に食べた」という満足感も与え、食べすぎを防ぐ効果もあります。また、歯から脳に送られる刺激で、体の消化器官やそのほかの代謝機能も正常に動きはじめます。

実際に30回かむのは時間もかかり、大変だと思います。しかし、だんだん慣れてくるとそれによって食事がおいしくなっていることに気づきます。一度口にいれたら少し箸をおいて、ゆっくりと味わうような感覚です。

健康な歯を取り戻すと、人間が本来もっている活力がわき、体が活性化されていきます。生活習慣病の引き金となる「肥満」も、歯に活力を取り戻すことができれば、その健康な歯でしっかりかんで食べるだけで十分改善していくのです。

❋脚の長さがそろったことで3キロ走れるようになった

私のクリニックで治療をした患者さんの例を紹介しましょう。当時13歳の女の子のお母様からの感想です。

「初診前と比べると、親として客観的に見て、明るく、しっかりしてきたと思います。生活態度も、学校から帰るとベッドでマンガを読みながら悪い姿勢でだらだらしていることが多かったのですが、自習をしたり、早く寝て、朝もしっかり自分で起きてきます。

症状の改善としては、就寝時、いびきではないのですが、寝息でテレビの声も聞こえないほど、口から大きな息をしていたのが、鼻が通ったせいか静かになりました。

また、いままでは増加するいっぽうだった体重が、79キロから73〜74キロになりました。どんな努力も中途半端でしたので、ダイエットに取り組む以前の問題でしたが、かみ合わせを治し、少しの意識で成果が出たことは、本当にすごいことだと思います。

●「かむ」ことの効果

1. 脳内の血流がよくなる
2. 脳中枢神経系が活性化する
3. 唾液の分泌量が増え、健康が増進される
4. AF-2やアフラトキシンなどの物質の変異原性（発ガン性）をおさえる
5. 老化や病気の原因になるといわれている活性酸素を消す
6. 老化を予防し、若返り効果がある
7. 過食を防ぎ、効果的なダイエットになる
8. 顔の筋肉が発達し、豊かな表情をつくり、美しくなる
9. 歯や歯ぐきがしっかりし、健康が増進される
10. メタボリック・シンドロームの予防になる

じつは、親である私も、かみ合わせ治療後、4キロも体重が減ったのです。

先日、校内のマラソン大会がありました。体力の全くない娘に3キロの道のりはさぞつらいだろうと心配しておりましたが、『少し歩いたけど、楽に走りきった』と話してくれました。思い起こせば、以前はしょっちゅう転んでばかりいました。平らなところでもいきなり転ぶことが多かったのですが、脚の長さがそろったからか、いまはほとんど転ぶことはありません。

13歳の早い時期に先生に診ていただけて、本当によかったと安心しております。ありがとうございました」


こういった感想をいただくと、老若男女の分け隔《へだ》てなく、歯の大切さはすべての方に見なおしてほしいことだとつくづく思います。

無歯症やアトピー性皮膚炎など、生まれたときから体にいろいろな異常が現れる子どもがとても増えています。2歳や3歳で花粉症になる子どもや、肥満児といわれる小学生もずいぶんいます。この子たちが大人になったり、次の世代になったりしたときにはどうなってしまうのか。未来がとても心配になります。

生命に直接関わる病気ではなかったとしても、体に起きている異常は、毎日の生活に影を落とし、充実して楽しいはずの人生をふいにしてしまう可能性があります。親御さんはお子さんにも歯の大切さをしっかり教えて、財産として1本でも多くの歯を残してあげられるようにしてほしいと思います。

先人には、見本となるような方がたくさんいます。禅の大家である鈴木大拙《だいせつ》先生はたくさんの本を上梓されています。私も禅には興味があり、32巻の全集を読んだことがあります。そのなかで、弟子の方が「先生はご高齢にもかかわらずご健康で、一日中疲れも知らずに机に向かわれ、執筆されていますが、なにか秘訣でもあるのですか」と聞くくだりがあります。

先生の答えは、とくに運動などはしていないが、「かむ」ことだけは気をつけて行なっている、というものでした。先生はご自身の体の声を聞いて、自然とかむことの大切さに気づかれたようです。

❋ガムの「かみ方」で効果が変わる

よく、勉強中や車の運転中など、「眠くなったらガムをかむといい」といわれますよね。また逆に、緊張しているときにも、ガムをかんで気をまぎらわせる方法が取られることがあります。メジャーリーガーがガムを食べながらプレーしているのは、リラックスすることで体がよく動くことを知っているからです。

ガムのかみ方も、歯のしくみを知っているとより効果的にその恩恵を受けることができます。たとえば、前歯から奥歯まで全体的にまんべんなくかむと、交感神経も副交感神経も刺激するので、自律神経のバランスを取ることができます。

心を落ち着けたかったら、第二小臼歯よりもうしろの奥歯でかめば、やすらぎ系の刺激を得ることができます。目を覚ましたいときには、前の犬歯や第一小臼歯のあたりでかむと、血圧が上がり、興奮系の刺激を取り出すことができるわけです。

肥満にも、ガムの効果が期待できます。ガムをかむことによって体の代謝率が1時間あたり19％も向上し、脂肪を燃焼させて肥満を抑制させるというデータが報告され

●効果的なガムのかみ方

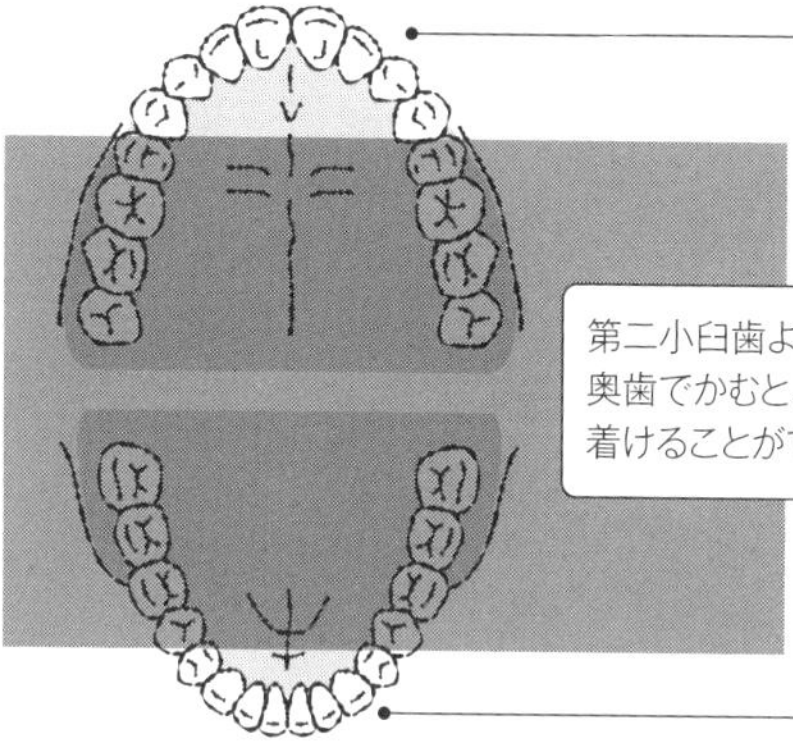
第一小臼歯より手前の歯でかむと、目を覚ますことがができる。
第二小臼歯よりうしろの奥歯でかむと、心を落ち着けることができる。

ています。

ガムをかんでいる間、人はただあごの運動をしているだけではなく、脳の血流や機能を促進させ、まるで全身運動をしているような状態になっています。するとと代謝が上がり、エネルギーがよく燃えるのです。

私もよくキシリトール100%のガムをかんでいます。これはもともと歯科専用のもので、スーパーやコンビニエンスストアで購入できるものではないのですが、いまではインターネットの通信販売などでも販売されているようです。市販のガムの場合、体に負担をかける合成甘味料ができるだけ少ないものにするといいでしょう。

❋血糖値を低くする食べ方とは

先ほど、食事は「30回以上、よくかんで」という話をしましたが、これは1800年代にイギリスで首相を務めたウイリアム・グラッドストンがいった言葉に由来します。80歳を過ぎても現役で首相の任務をこなしていたグラッドストンに、ある新聞記者が健康の秘訣を聞いたところ、「神は私たちに32本の歯を与えた。だから私はいつも32回かむようにしている」と答えたのだそうです。

その言葉を信じて「30回以上かむ」食事を実践し、死の淵からよみがえった人がいます。昔、「フレッチャーイズム」という健康法を生み出して、日本でも一世を風靡《ふうび》したホーレス・フレッチャーです。

彼はアメリカで大成功した実業家で、大富豪でした。しかし金にあかせたぜいたくな生活を送った結果、40歳の頃には100キロ近くの肥満体型になってしまいました。体も病弱になり、余命がいくばくもないからと、生命保険の加入を断られるほどになってしまったのです。あらゆる健康法を試しましたが、効果はありませんでした。そこで最後に思い出したのが、ウイリアム・グラッドストン首相の「30回以上（32回）かむ」食事法だったのです。

彼は、「自分が本当に食べたいものを、食べたいときに、よけいなことはなにも考えないで食べよう。とにかく食べ物がドロドロになるくらいまでかみくだこう。あとは神様が全部いいようにはからってくださる」と考え、実行しました。すると、信じられないほどの回復を見せ、健康な体を取り戻し、はつらつとした若さを手にいれることができたのです。

このメカニズムの根底には、やはり歯の臓器としての働きが関係しています。まず、食べ物をかむことで、大脳辺縁系《だいのうへんえんけい》を入口とした脳への刺激が起こります。唾液分泌が促進され、胃や腸をはじめとした全身の生体メカニズムも機能しはじめます。

最近の研究では、よくかんで食事をすると、胃や腸などの準備態勢が整うということがわかっています。それぞれの消化吸収器官が体にとって必要なものを選んで吸収し、不必要なものは体内に取りこまないように働くのです。

糖尿病の患者さんも、しっかりかんで食事をすることを徹底すると、空腹時の血糖値が低くなり、糖尿病の指標になっているヘモグロビンA1cの値も低くなることが報告されています。これは、先ほどの消化吸収に関係した作用のほかに、唾液腺からホルモンが分泌されていることが深く関係しているようです。

唾液腺のひとつ、耳下腺からは、パロチンという若返りのホルモンが分泌されていることが、古くから知られています。動物実験でも、糖の代謝に関係してホルモン物質が分泌されていることが確認されています。

パロチンは、食事のとき、かむことによる副交感神経への刺激で、唾液が分泌されるのと一緒に合成され、血液のなかに取りこまれて作用します。副交感神経というのは、やすらぎ系の神経です。ですから、おいしいとか、楽しいとか、安心している感情が背景にあるほど刺激が強くなります。

つまり、食事をして若返りたかったら、嫌なことや不安に思っていること、よけいなことはいっさい考えずに、楽しく、笑いがこぼれるような会話をしながら行なうのがいいということです。まさにフレッチャーが実践したとおり、その考え方は正しかったのです。

私は、「栄養があって健康にいいから」と、食べたくないものをむりやり口に押しこむようなことは、まちがってもしてはいけないと思っています。理想は、幸福感を得られるような、本当に食べたいと思うものを食べることです。

本当に食べたいものを、食べたいと思うときに食べてください。おなかがすいていないのに食べてしまうことは、健康上もいいことではありません。そして、よくかむこと。かむことで食べ物のおいしさを再発見し、脳が冴えてきます。

※生殖機能の衰えが改善

歯を治して、「待望の子どもを授かった」という方もいます。

15年ほど前でしょうか。当時30歳前後だった後輩の男性が、「歯を診てほしい」と、私のところへひょっこり現れたのです。とくになにか健康に不安があるようでもなく、いたって元気なので、「若いのに、歯を治そうと思うなんて殊勝だね」などと話しながら、かみ合わせのズレを治療してあげました。

それから数年がたち、久しぶりに再会したときに、彼は私にこういったのです。

「先輩、じつはいま子どもがいるのは、先輩のおかげなんですよ」と……。

診察した当時、彼はＥＤ（勃起不全）に悩まされていたのです。彼は子ども好きで、他人の子どもでもわが子のようにかわいがっていました。歯には生命力を高める効果があることはわかっていましたが、本当によかったと思います。

歯は、生命の源として、私たちに生きるための活力をくれます。それはもちろん、健康な子孫を残していくための力も授けてくれるものです。結婚をされて長年子どもができなかったという方も、歯臓治療によって本来もっている生命力を取り戻し、子宝に恵まれることがあるのです。

先に紹介したOリングテストの応用でも、生殖機能の衰えをチェックする方法があります。これも二人ひと組で行ないますが、検査される側は歯をぐっとかみ合わせて、利き腕の親指と小指の先をつけて輪をつくります。これを、検査を行なう側が指で左右に開きます。これがすぐに開いてしまって力が入らないようだと、男女ともに生殖機能が減退している可能性があるのです。

❊ 歯の治療でつわりが楽になる

子どものことを考えるなら、母体も守らなくてはいけません。

産婦人科の先生が嘆いていましたが、最近は出産のとき、羊水に異常がある妊婦さんが多いのだそうです。本来、羊水は透明な体液のはずです。しかし、それが黒くよどんでいたりするのだといいます。

また、生まれたときからアトピー体質の子どもも本当に増えています。以前に比べ、奇形の子どもも増えています。それも手足や口に起こる、見た目にすぐわかる奇形だけではなく、心臓など内臓の奇形も増えているようです。

このような異常は、環境汚染や食生活の影響の関係もあるでしょう。しかし、ここまでの異常が起こるからには、母体内になんらかの異変が起こっている可能性がとても大きいのです。

妊娠や出産は、生きものにとって種を残していくために必要な、命をつなぐ過程です。ですから、どんな環境の変化や周囲の悪条件下にあっても、健全に種族の保存ができるように、人の体には元来さまざまな機能が備わっているはずなのです。しかし、それでも羊水が汚れてしまったり、奇形の発生が増えたり、生まれつきアトピーの赤ちゃんが出てきたりするのは、明らかに異変が起こっている証拠なのではないでしょうか。

女性に歯臓治療を行なうと、妊娠したときのつわりがずいぶん軽くなるということも明らかになっています。また、生まれてきた赤ちゃんの肌がとてもきれいだという報告もあります。

患者さんの体験談を紹介しましょう。一人目は、37歳の女性です。

「2年前に2階の窓から転落してしまいました。腰、頭、肩など全身を打ちつけ、痛みで歩けず、日常生活に支障をきたすほどでした。また、そのときから少しずつあごがズレてきてしまい、写真を撮られるのが本当に苦痛でした。

事故をきっかけにして先生のクリニックに通いはじめ、不適合金属を除去し、かみ合わせ調整をこまめにしていただきました。すると、全身の痛みがやわらぎ、顔もまっすぐになってきたのです」

すでに一人子どもがいたのですが、事故のため、二人目の妊娠は無理だとまわりの人に思われていました。しかし、二人目を無事出産することができたのです。赤ちゃんの皮膚もとてもきれいで、健康そのものだったそうです。

もうひと方、31歳の女性の体験も紹介します。

「私は顎関節症のような症状で、長年あごに違和感がありました。村津先生の治療を受けていた姉にすすめられ、先生のクリニックに通うことにしました。治療を受けると、それまで詰めていた不適合金属を取り除くごとにパワーが出てくるような気がしました。さらにかみ合わせの調整をすることで、疲れやすかった体がウソのように元気になり、心もすっきりとしました。疲れにくい体に変わっていったようにも感じました。

その後妊娠し、虫歯ができることもなく、健康で丈夫な子どもを産むことができました。

母乳で育てることができて、子どもはとても元気です。病院の待合室では、ほかのママさんたちから『肌がつるつるして、きれいな赤ちゃんだね。なにか特別なことをしているの？』と聞かれることもよくあります。治療を受けることができて本当によかったと思っています」

子どもを産む女性はとくに、不適合金属の影響を受けやすいようです。ましてや妊娠中であれば、胎児への影響も気になります。

歯臓治療は自然治癒力を上げ、代謝を上げるものなので、女性自身の肌もきれいにするのですが、未来の子どもたちのためにも、歯を見なおすことはとても大切なのです。

❋声を出して力をいれる選手はかみ合わせが悪い!?

最近は、プロボクサーや格闘家が歯の保護のためにするのではなく、プロ野球選手やプロゴルファーがかみ合わせをよくしていい成績を出そうと、マウスピースをつけるようになりました。

マウスピースではなく、かみ合わせ自体を矯正したほうが効果ははるかに大きいのですが、「かみ合わせがいいと力が入る」ということが経験的に認知されるようになってきたということでしょう。

ハッと息を吐いたり、声を出しながら球を打つ選手も多くいますが、これは、口を閉じると歯のかみ合わせが悪い方はかえって力が入らなくなってしまうからです。もしかみ合わせがよければ、そんなに力をいれなくても、口を閉じた状態でしっかり力をこめることができます。マウスピースなどしなくても、自分のかみ合わせさえ合っていればいいのです。

私が行なっている治療は、歯の治療そのもので病気を治すというものではありません。歯を治すことによって人間本来の自然治癒力、免疫力を高め、それによって全身の健康が呼び起こされ、病気が追い出される、というものです。

実際、治療が終了したあと、毎年かみ合わせのチェックをしながら基礎体力などを調べていくと、年を経るごとにどんどん若返る方も出てきます。

❋歯を治したらゴルフがうまくなった

「体力」という観点から見ても、かみ合わせの効果はデータが証明しています。歯による生命機能の向上を調べたデータがありますので、ここで紹介しましょう。

身体機能は、「平衡性」「敏捷性」「柔軟性」「筋力」「持久力」「瞬発力」の6項目で評価しています。被験者は12歳から78歳までの男性39名、女性148名の計187名。平均年齢は40・7歳です。

平衡機能は、両手を腰にあてて目を閉じ、片足を上げて何秒立っていられるかを測りました。

視覚に頼らない平衡感覚を測定するのですが、これは握力検査などの部分的な筋力の検査とは違って、体全体の機能を調べることができます。

平衡感覚をつかさどる三半規管や筋、腱、皮膚などから入る情報は、大脳辺縁系、大脳基質核、脳幹、小脳などの生命中枢機能システムによってきわめて精密に情報処理されます。それらがまとめられることで、体中の筋肉でバランスを取り、同じ姿勢をキープすることができるのです。

つまり、平衡バランス能力から、自分の生命中枢機能システムがどれほど機能しているかを部分的に評価することができます。

かみ合わせの治療前、治療後で比べてみると、左右両方とも記録が伸びた方が55%にのぼりました。片足のみ記録が伸びた方は30%いたので、計85%の方がなんらかの改善が見られるという結果になりました。その平均改善率は、約220%。2倍以上の改善が見られたわけです。改善した方は年代もバラバラで、全年齢層にわたって認められました。

敏捷性を調べる検査は、20センチ間をあけてタテに2本の線を引き、その前に座ります。そこで線を踏まずに、両脚同時に開いたり閉じたりするステップを、20秒間に何回できるかを調べるのです。これもまた局所的な筋力ではなく、集中力も含めて、体全体の生命中枢機能が調べられます。

この検査に関しては、78%の方に改善が見られました。改善率の平均は28%。約5割の方が10%未満の改善率で、10%以上20%未満改善した方が約3割、20%以上改善した方は約2割いました。

柔軟性の変化は、台の上に立ち、体を前屈させて、どれだけ下まで手が伸ばせるかを調べました。結果、約6割の方の柔軟性が増しました。平均して約3センチ下まで手が届くようになりました。柔軟性が上がった方の約6割は3センチ以下、約2割が5センチ以下という結果が出ています。

また、筋力は「握力」で評価しました。するとやはり、歯の健康回復後、利き腕の握力は約7割の方が上がっているのです。平均では約30％の向上が見られました。その内訳は、5キログラム未満の向上の方が約6割、10キログラム以上の方が約1割です。

持久力と瞬発力については治療前後での変化は認められませんでしたが、歯臓治療後にも定期的なチェックを受けられている方に対して毎年検査を続けると、とくにトレーニングはしていないという方が、毎年少しずつ筋力が上がっているのがわかります。

私のところへ来た患者さんのなかには、70歳過ぎで総入れ歯だった方が、かみ合わせも考慮したインプラントに変えて、しっかりかめるようになってから、アマチュアのゴルフコンペでどんどん優勝するようになったという話を聞いています。食欲も出てきたと大変よろこばれていました。

歯の健康が回復すれば身体機能が向上し、ドライバーの飛距離も伸ばすことができるのです。

※歯が人間の活力を生み出す

私のクリニックでは以前、ある女性のマラソン選手の治療をしたことがあります。相当な実力のマラソンランナーでしたが、30歳頃になると、健闘するものの、故障も多くなり、大会で勝ちきることができなくなりました。「体力のピークを過ぎてしまったのか……」引退するか、現役を続行するかの瀬戸際にいた彼女は、知人に紹介されてクリニックにやってきました。

彼女の脚の長さを調べると、15ミリほどの大きなズレがありました。それをかみ合わせの治療で治すと、なんと翌週の大会でみごと優勝してしまいました。さらに彼女は不適合金属を取り除くとともに、定期的に歯のかみ合わせをよくするため、通院を続けました。すると、とうとう国際マラソンにまで駒を進め、悲願の優勝を果たすことができたのです。

その後も活躍を続け、30代後半までの選手生活をまっとうしました。いまはお子さんも生まれて、幸せに暮らしています。

ほかにも、プロサッカー選手など、体が資本のお仕事をされている方を診ることは少なくありません。歯の健康を保つことで、選手生活もずいぶん違ってきます。

常に体のコンディションを整え、最大限のパフォーマンスを発揮することが要求されるスポーツ選手の多くは、歯の大切さを知っています。しかし、スポーツ選手でなくとも、体のコンディションを整え、ならなくていい深刻な病気、不定愁訴や原因不明の現代病を招かないために、歯はもっともケアしていかなければならない重要な臓器なのです。

あらゆる病気の予防は、まず「歯」を健康にし、人間が本来もっている活力を手にいれることからはじまるのです。

まとめ

- うつ伏せで寝るとあごを圧迫するので頸椎や下顎骨がぐにゃぐにゃにゆがんでしまう。
- かみやすい片方でばかりかんでいると、体全体のゆがみを引き起こすことになる。
- 歯の高さと姿勢には密接な関係がある。
- かみ合わせを治すと身体機能が向上し、体力的に若返る。
- ガムをかむときは、奥歯のほうでかむとリラックスでき、前のほうの歯でかむと目を覚ますことができる。

終章——長めのあとがきに代えて

❊「誠」の医療が世の中を明るくする

2011年3月11日。この日は今後の日本の行く末のみならず、世界の原発に対する認識を変える大きな岐路となったことは間違いないでしょう。

「誠」という字があります。もともとは「重なり合う」という意味で、「言行が一致していて、幾日を経ても言葉と行為に嘘偽りがない」ということを指します。そして、「マコト」を数霊で表記すると「○九十《まこと》」となり、神道では「愛、光、神（真、善、美）」を意味します。

今回の未曽有の天災に対し、人類のこれまでの行ないに対する、地球からの警告ととらえる意見も耳にします。

これは、「絶対安全」と説明され続けてきた原発の事故や、政治・経済をはじめさまざまな分野を見渡したとき、本来あるべき「誠」が失われていたことを意味するのではないでしょうか。

これからは、この「誠」をキーワードに、明るい世の中をつくっていかなくてはなりません。それが今回の一連の大災害でお亡くなりになられた方々の死を無にしない、最善の供養ではないでしょうか。

❊誤った治療でどん底に落ちた

ところで、ちょうど本稿に取りかかった日に、40代の女性患者の未希さん（仮名）から次のようなお手紙をいただきました。

「こちらで治療を始めて2年ほどになります。この2年間で、私は別人のようにさまざまな症状が治り、どんどん健康になっています。

私は30代になるまで虫歯はなかったのですが、歯に違和感を覚えて初めて行った歯科医院で、いきなり十数本の歯を削られ、それから坂道を転がるように、どんどん歯が悪くなっていきました。

もともとバセドー病を患っていて病気がちだったのですが、歯を削られてから症状がみるみる悪化し、パニック障害を発症してしまいました。

ほかにもひどい頭痛の発作や、めまい、耳鳴り、疲労感等、数えきれないほどの症状を抱え、日常生活もままならず、寝込んでばかりの日々でした。

先生のクリニックへ初診で来る時も、頭痛がひどくて歩くことすらままならず、主人に車を出してもらってようやくたどり着いたくらいです。

けれど、先生の治療を受けてから約2年、浮き沈みの波はありますが、徐々に体調がよくなっていきました。頭痛の回数は減り、バセドー病は治り、パニックに陥ることもなくなり、疲労感も少なくなりました。どんどん、元気で『普通の人』のように生活できるようになっていったのです。

今年に入ってからはお稽古事も始めて、毎週通っています。

若い頃から体が弱く、家から出られずにいた私にとっては、夢のようにうれしいことです。同年代と比べると病弱なほうですが、これからどんどんよくなっていける、という希望があります。何より、歯が原因の不安・不調がなくなったことで、安心して生活できることが、本当にうれしく思います。
先生のクリニックとご縁をいただいたことで、人生に光が灯りました。村津先生、スタッフの方々、心から感謝いたします」

健康を取り戻された未希さんの喜びがあふれ出ていて、読んでいる私たちまでうれしくなります。このお手紙にはこれまでの、そしてこれからの医療のあり方への大きな警告と示唆が含まれています。ご本人のご了承の上、初診時の病状や経過を紹介します。

初診時に未希さんが訴えた症状の記録を見ると、「バセドー病、パニック障害、慢性疲労症状、激しい頭痛、左ひざの痛み、全身のコリ、飛蚊症《ひぶん》、めまい、生理痛、体温調節がうまくできない」と記されています。
そして、経過の欄には、このように書かれています。

「無知だったことを後悔しています。31歳の頃、歯科治療をしてから急速に歯が悪くなり、数々の歯科を転々としました。

振り返ると、16歳の頃から急に慢性疲労と激しい頭痛に襲われるようになり、日常生活もままならず、25歳の頃にバセドー病と診断されました。

そして、歯科治療後から、さらに全身症状が悪化し、平成21年5月初めに、急に左ひざが痛くなりました。

一時は歩けなくなったほどで、常にゆらゆらする感覚がおさまらず、乗りものに乗るのが怖くなり、パニック障害と診断されました。歯ぎしり、くいしばり、いびきがひどくなり、重度の花粉症まで発症してしまいました。ほかにも、飛蚊症、乱視の悪化、ついにはじんましんまで出るようになりました。また、その頃から右手首が痛むようになり、いまでは慢性化してしまいました。

書いていて自分でも嫌になるほど悪いところばかりなので、すべての改善を望むのは無理だと承知していますが、やはり少しでもよくなりたいという思いがあります。代替療法も、食事療法、ホメオパシー療法を続けていますが、大きな改善はありません」

それが、歯の治療後は、どんどん症状が改善しているのです。歯科治療前、甲状腺ホルモン異常が原因で発症するバセドー病や、それを含む全身不調、その後の誤った歯科治療によってさらに悪化したパニック障害も、全てが正しい歯科治療によって改善されたのです。

❊万病はまず、歯を疑え

実は、歯は私たちの頭をよくしたり（脳幹機能を向上）、悪くしたり（低下）、脳中枢の働きを決めるほどの力があります。さらに、中枢の間脳に内在するといわれる潜在領域を顕在化させる鍵でもあったのです。

九州大学健康科学センターの健康外来で10年間、健康人の歯を調べたことがありますが、ほぼ全員に左右の脚の長さの相違があり、歯のかみ合わせは狂っていました。

聖書には「神は神に似せてヒトを造られた」と記されていますが、神様は「歯」に神なる体「神体」と似て非なるヒトの体「人体」との相違を仕組まれたのかもしれません。

「歯」はその音韻は「八」に通じますが、「八」はこの肉体界の完成の数字である「七」に次ぐ神聖な数字であり、どうやらヒトが「八（歯）」の、人体における真の意義に気づいたとき、次なる人類の進化の扉が開けられると、私は解釈しています。

歯は、命の中枢の働きを決めるものです。７０００症例全てを本書で書ききることはできませんが、さまざまな症状や病気は、歯が原因で起こります。

多くの現代人が慢性的に抱えている頭痛や肩コリ、腰痛、しびれ、鼻詰まり、冷え症、低体温、ヘルニア、O脚、全身不調にはじまり、子どもの急な視力の低下、歯列矯正によって引き起こされた全身不調や記憶障害、側弯症。女性の多くが悩んでいる生理痛や生理不順。アトピー性皮膚炎や花粉症といったアレルギー性疾患、「ストレス」のひと言で片づけられてしまいがちな自律神経失調症や慢性疲労症候群、メニエール病、円形脱毛症、うつ病、パニック障害。難病といわれているパーキンソン病や膠原病、潰瘍性大腸炎、多系統萎縮症。ホルモン異常である甲状腺機能異常、無月経、成長不良。一般的には「老化」とみなされている老眼や難聴、更年期障害の症状など、じつに多岐にわたります。

「万病はまず、歯を疑え」といえるほど、多くの異常は歯が原因で起こるのです。

※正しい歯科治療で明るい未来がつくれる

これまでの、そしていまの一般に行なわれている歯科治療や医療を車の修理にたとえると、人体という車を車の整備士に相当する歯科医師、医師が修繕するのに、その修理マニュアルがまちがっているのです。それも、根本のところでまちがっているのです。

「歯は単に食べる道具にすぎない」のではなく、「歯は中枢神経系の一部であり、脳と全身の統御において決定的な役割を担っている」のです。

また、修理に使用する歯科材料も、原発の絶対安全神話が崩されたように、安全なものではなかったのです。

むしろ、一見痛みは取れ、かむことはできるようになっても、慢性的には健康を害するものだったのです。

本書は、決してこれまでの誤りを責め、非難しようとしているのではありません。

全ては人類が「誠」に至るプロセスであり、進歩、進化の過程であり、気づいた誤りを素直に認め、反省し、「誠」に立ち返り、修正し、新しいよろこびへの一歩を踏み出していけばよいのです。

「歯」そして「歯科」には、これまで方策がなかった、子どもの、そして人の頭をよくする（脳幹機能を向上させる）働きがあり、人類の明るい未来の可能性さえ隠されています。

3・11を機に、私たちは互いに支え合う「絆」をしっかりもって、「誠」の道を全ての分野ではじめようではありませんか。

日本語（大和言葉）は、宇宙創成の言語にして、天と地をつなぐ言葉（光透波《ことば》）でもあります。それを日常語として操る日本人が住む日本は、世界の雛型《ひながた》です。それが日本と日本人の、この掛け替えのない宇宙船地球号ともいえる地上における使命でもあります。

今回の未曽有の大震災と、一連の原発事故で被災された方々の困苦を、決して無にしないためにも、この3・11を大きな岐路とし、明るい未来に向けて歩きはじめましょう。これを機に本書は著わされるもので、その中でも人体に関する医学、歯学、健康科学のコペルニクス的転回を必要とするような大盲点を記したものです。「歯は臓器」であることに不思議な奇縁で気づかされてから、いまや二十数年がたとうとしています。

クリニック開設当初、たった3台しかなかった歯科用ユニットも、いまでは29台になりました。ここまで天命に従って歩き続けることができたことは、ただただ感謝するばかりです。

この感謝の想いと共に、一人でも多くの方々にこの歯の真実に気づいていただき、歯があるのがあたりまえの社会が達成されることを祈るばかりです。

❊3・11で世界が変わりはじめている

「歯は中枢神経系の一部であり、脳と全身の統御において決定的な役割を担っている」とする「歯中枢説」は、従来の、そしていまも日本のみならず全世界で常識として広まっている「歯は単に食べる道具にすぎない」という「歯末梢説」の対極に位置します。

最近、かみ合わせや歯の大切さについては、テレビや雑誌で紹介されるようになりました。それらは大変貴重な新しい情報で、敬意を表したいと思います。

しかし、それらの情報は「群盲、象をなでる」の喩《たと》え話のように、巨象という真の実像の一部である、鼻や耳やしっぽという部分を言い表したものにすぎません。それらを含む総体である歯の真の実像、「巨象」に相当するものが、まさに本書でお伝えした「歯は中枢の臓器」とする「歯中枢説」なのです。それが真の歯の大切さの実像なのです。

これまでだれも登ったことのない未踏の「歯中枢説」による歯中枢治療（歯臓治療）の頂き、それも20年間、7000症例を命がけで治療させていただくなかで知り得た歯の真実を一切妥協することなく、本書では伝えさせていただきました。

また、そのような人体の機能も生涯の健康も人生の成功も決定づけるような歯の病気を生涯予防できる、これも従来の常識を破る、楽しみながら行なう「わくわくハミガキ健康法」も紹介させていただきました。これも30年以上指導してきた実績があります。

「歯中枢説」の真実を伝える私の最初の著書『歯は臓器だった』を執筆した1999

年以来、いつも夜中の1時から2時過ぎには起き出して、著書を執筆することが習慣になっています。

昨日も、1時過ぎから初校のゲラに赤字を入れました。それを終えて、某全国紙の朝刊を目にすると、「イタリア、脱原発維持へ、国民投票成立、凍結賛成9割超す」という見出しが1面に躍っていました。

3・11は、「世界を変えた日」として後世まで語り継がれるでしょう。東日本大震災とその後の福島第1原発事故は、全世界に「誠」を開かせはじめたようです。

じつは、本書の刊行に先立ち、本文でも紹介した歯による低体温の改善などのデータを某世界的権威の国際雑誌に投稿しました。そのタイトルは「Critical role of teeth in the homeostasis of body temperature ――a copernican change from the medical paradigm to the teeth-central theory」（体温恒常性維持における歯の決定的役割――既存パラダイムから歯中枢説へのコペルニクス的転回）というものです。

この一部はすでに、第12回日本健康支援学会学術集会で報告し、秋に開催される第60回日本口腔衛生学会総会でも発表します。

さらに、前述の『歯は臓器だった』を翻訳した英語国際版を完成させ、症例ＤＶＤ

を巻末につけて、全世界3276ヵ所の主要図書館への寄贈を完了しました。

いま、米国のハーバード大学をはじめ、ヨーロッパ、アジア、アフリカ、南アメリカなど、世界各国からお礼状が届いています。

❋全身と歯を分離して医療を行なってはいけない

経済産業省管轄の原発問題しかり、厚生労働省所管の医療、歯科医療問題しかり、これまで「誠」がないことで、あらゆる問題が起こってきました。地震国の日本において、「絶対安全な原発」など存在し得ないのです。

全てが絶妙な秩序と調和の人体の中にあり、いわんや口や歯は命を保持する水や食の入口です。謙虚に正面から命と向き合えば、「歯は単に食べる道具」にすぎないなど、全身と口や歯を分離して医療を行なうことは明らかにおかしいことなのです。

「歯末梢説」の歯科医療では、治療は局所的で、左右の脚の長さのズレも診ずに、簡単になります。よい歯科治療ができたか否かの判定も、痛みが取れたか、かめるか、そして口元の見た目の美しさという、歯や口に限局されたものとなり、治療する側にとっては都合がよいのかもしれません。

一方「歯中枢説」の歯中枢治療（歯臓治療）では、痛みもなく、よくかめて、美しく

しかも心身の秩序と調和が最大限に高まり、全身にコリも痛みもしびれもなく、体も

ポカポカして温かく、心身が快調であることが求められます。「歯中枢説」では、よ

い歯科治療を追求すると、歯から全身が健康になるのです。

「歯末梢説」の歯科治療では、歯に起因する全身的な歯科医原病が増え、医療費も増

大します。

また、単に歯を食べる道具とする「誠」を失った歯科治療の延長線上で、虫歯の取

り残し治療や器具の使い回し、中国で作製した金属冠に鉛や発ガン物質が混入するな

どがなされてきました。

「歯中枢説」の立場に立つと、歯科治療に対する「誠」の視点が得られます。それは、

そもそも人体の一部を医学、医療の名のもとに、安易に人工物質で置き換えることを

行ない続けることが、ボタンの掛け違い、医学の発展の方向性の誤りだと見えてくる

のです。

いったん、事故が起きると、パンドラの箱を開けたように、一国民のみならず人類

全体、さらには生きとし生ける多種多様な地球上の他の生命系の存亡の危機に瀕するような電力開発は、いかに効率的でも決して行なってはいけないことであり、謙虚さを失った驕《おご》りに他なりません。それと同様のことなのです。

遺伝子のゲノム解読はできても、紅葉の葉一枚、作ることができない人間の医科学レベルで、命の中枢の臓器である歯の損傷や喪失の修復を命全体の秩序と調和を損なわずに安易に部分的に行なえると考えること自体、謙虚さを失っているのです。本来、歯の崩壊や喪失を待って、その障害を治すのではなく、予防に全力をあげなければならないのです。

それが、私が「歯中枢説」で7000症例を超える治療を経験して導き出された結論です。

❋医学の盲点の犠牲者

一昨日、心臓病で苦しんでいた30代の男性が再来されました。初診から1ヵ月がたち、いままでは心臓発作が起こらなくなり、痛みもほとんど消え、体調がすこぶるよいことを報告してくれました。この方のお手紙を紹介します。

「私は2月28日に血管攣縮《れんしゅく》性狭心症という診断を受け、毎日薬を飲み、ニトログリセリンを携帯しています。

3月13日、4月5日に発作で救急車を呼び、4月5日から8日まで入院しました。5年ほど前から動悸が激しくなったり、胸痛が起こることが年に数回ありましたが、心臓病とは思っていませんでした。昨年も7月、10月、12月と胸痛がありましたが、その時は病名まで判明しませんでした。今年に入って、2月20日に胸痛があり、翌日ホルダー心電図をとり、そこでようやく判明したのです。

その後、血液検査、CT検査で、動脈硬化ではないことがわかりました。このタイプの狭心症は手術ができず、薬で治していくしかないようです。酒、タバコが原因といわれていますが、私は酒を飲まないし、タバコも吸いません。この場合、ストレス、自律神経のアンバランスが原因とされるようです。

現状、私の歯はかみ合わせが悪く、右側のあごが鳴る状態です。1年半前に水銀アマルガムをレジンに換えています。その他の症状では掌せき膿胞症、頭痛、肩コリ、首コリ、背中の痛み、難聴、目の下痙攣、目の充血、手の指の痙攣、のどの詰まり、胃のむかつきなどがありました」

本書の中で、歯が原因の全身症状で苦しむ多くの方々を紹介しましたが、この心臓病の方も、医学の盲点の犠牲者といわなくてはならないでしょう。

誤った医学パラダイムで病気を診断したり、治療したりすると、誤ったマニュアルで車のチェックをしたり修繕をしたりするのと同じように、原因不明と診断したり、誤診をしたり、かえって人体を壊したりします。人体の秩序と調和に狂いを生じ、体温も低下し、免疫力も自然治癒力も低下します。

その結果、患者は原因がわからないため、複数の科を回るドクターショッピングをしたり、不必要な検査を受けたり、不必要な薬を処方されたりします。副作用も起こるでしょう。

医療費も益々増大します。戦前は全疾患の数％でしかなかったガンもいまや二人に一人が罹患する状況となっています。

２０１０年度の日本の税収が37兆円の中、同年度の国民医療費は同額の37兆円に達しています。保険料だけでは賄いきれず、２００９年度では税収から13兆円が医療費に回されている状況です。

今後、何らかの根本的な対策を取らなければ、ますますその総額は増え続け、国の経営は成り立っていかなくなるでしょう。その一方で、少子化が深刻化し、高血圧症や糖尿病などの慢性疾患、難病、うつ病、認知症などは増え続けているのです。

※孫の代によい社会を残すために

戦後60年、３世代を経ました。これからさらに3世代後、私たちは孫の代にどのような社会、社会制度を残そうとしているのでしょうか。

一刻も早く、医学の盲点をあらため、「歯末梢説」から「歯中枢説」へのコペルニクス的転回を図り、さらに歯科保険医療制度を、治療スコアによって医療費が支払われる現行の出来高払い制度から、健全な歯を残すほど医療費が支払われる未病予防型の制度に改めなければなりません。

歯には、そのかみ合わせを正すと、肉体的に命の秩序と調和を回復するのみならず、電磁波の反転現象に見られるような人に内在する潜在機能が活性化する不思議な可能性があるのです。

本書ではその領域については詳細を記しませんでしたが、これは人類の進化を意味します。

そのような未来を開く無限なる進化の可能性を秘めた「歯」は、3・11以後のこれからの「誠」の道に進む日本と人類の明るい未来を開いてくれるでしょう。また、「世界を変えた日」を医学の世界においてもその節目となるようにしなければなりません。

本書が多くの方々に読まれることで、気づきの輪が広がり、必ずや歯の真実が常識となるでしょう。そのことを心から祈念します。

最後に、本書の著者名は私一人となっていますが、実際はＫＯＳＭＯＳ国際口腔健康科学センター・医療法人むらつ歯科クリニックの田中睦子博士、長信仁、三嶋一平、三嶋まり子、竹山博恵歯科医師、そして多くの歯科衛生士、歯科助手、スタッフの共作ともいえるものです。

常識に逆らい、筆舌に尽くせぬ幾多の試練を乗り越えての7000症例を超える歯科臨床は、彼らの献身的なご助力なしにはなし得ないものです。私の天命に賛同され、それを自らの天命ともしていただき、日々ご尽力いただき心から感謝申し上げます。

また歯の真実の普及と歯があるのがあたりまえの社会の達成に向けて、20年以上一緒に活動を続けているNPO日本歯臓協会の倉地レイ子、今村幸子保健師、大井しづ子歯科衛生士、印東康子氏を筆頭に理事、会員の方々、ご支援いただいている多くの患者様方に衷心より感謝申し上げます。

さらに、私のこれまでの著書を読まれ、その重要性に気づかれ本書の企画を立ち上げていただいた編集者の武田淳平氏と、幻冬舎の前田香織さん、綿密な取材をしていただいた中西未紀さんに深く感謝したいと思います。

とりわけ武田氏については、当初、某出版社に所属し、そこで本書の企画を行ないましたが、採用されませんでした。しかし、幾多の困難を乗り越えて、本書の完成を目指され、今回の刊行となったものです。私も彼の出版人としての「真実を世に伝える」天命を全うするすばらしい、日本の昔の武士魂を彷彿させる「誠」の心に感動し、全面的に協力させていただきました。武田氏がいなければ本書は日の目を見なかったでしょう。

まだまだ日本には「誠」の武士魂の方々や会社があふれています。その方々を中心に「絆」と「誠」を心に、未曽有の国難を乗り越えて、日本はこれから再生します。

そして、世界の雛型として、必ずや地球・人類をこれから救済していくでしょう。それが、天に定められた日本の、そして日本人の役割なのです。大丈夫、絶対大丈夫です。

本書は、その一環として発刊されることを最後に記し、著者のあとがきといたします。拙いガイドでしたが、最後まで歯の、そして医学の未踏の新大陸の探検にご同行いただきありがとうございました。読者の皆様の益々のご発展をお祈りします。

今、ちょうど真っ赤な朝日が上がって来ました。

「歯は臓器　歯があるのがあたりまえの社会をつくりたい」


平成23年6月16日、自宅書斎にて記す　村津和正

著者紹介

村津和正（むらつ・かずまさ）

歯学博士。KOSMOS国際口腔健康科学センター所長、NPO日本歯臓協会理事長、医療法人むらつ歯科クリニック理事長。1954年大分県生まれ。九州大学歯学部卒業後、同大学院博士課程を経て、米国テキサス大学生命医学研究所に留学。その後、九州大学健康科学センターで、日本で最初の健康外来歯科口腔内科の立ち上げに参加する。「歯は中枢神経の一部であり、脳と全身の統御において決定的な役割を担っている」とする「歯中枢説」を提唱し、7000例を超える臨床例で確認している。虫歯菌根絶と、歯科保険医療制度の未病予防型への変換の必要性を強く訴え、「歯は臓器、歯があるのがあたりまえの社会の達成」を広く呼びかけている。『歯は臓器だった』『歯は中枢だった』『Teeth are our organs（英語国際版）』（以上、KOS）、『歯は命とつながる臓器』『歯はウソをつかない』（以上、三五館）など著書多数。

歯のゆがみをとれば95%病気にならない

かみ合わせで体温が上がり、免疫力が高まる

2011年8月5日　第1刷発行

著　者　村津和正
発行者　見城 徹
編集人　福島広司

発行所　株式会社 幻冬舎
〒151-0051 東京都渋谷区千駄ヶ谷4-9-7

電話:03(5411)6211(編集)
03(5411)6222(営業)
振替:00120-8-767643
印刷・製本所:株式会社 光邦

検印廃止

ISBN978-4-344-02034-4 C0095
幻冬舎ホームページアドレス　http://www.gentosha.co.jp/

この本に関するご意見・ご感想をメールでお寄せいただく場合は、
comment@gentosha.co.jpまで。